心臓の機能と力学

著 ▶ 山本一博
鳥取大学教授

文光堂

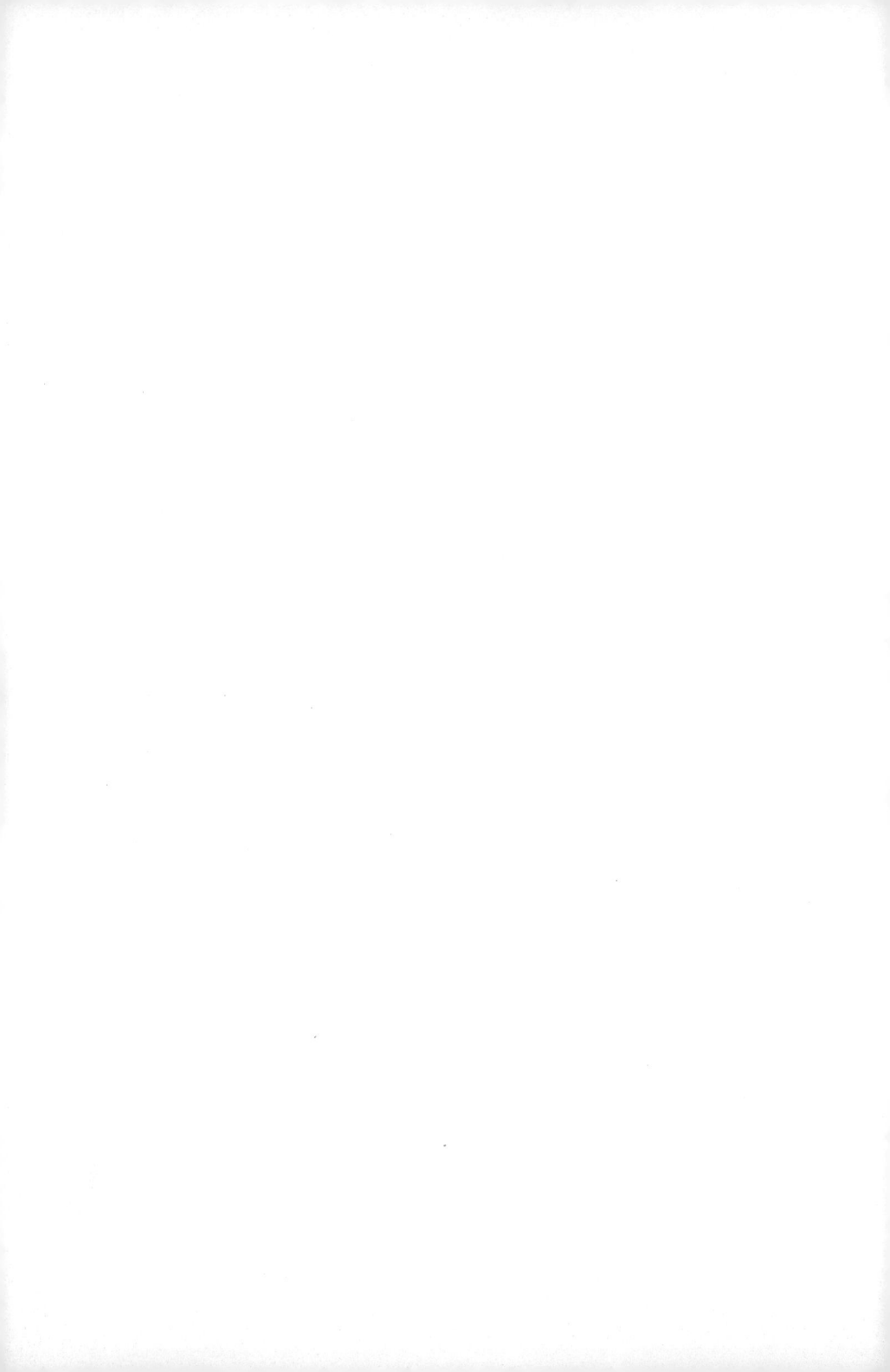

推薦のことば

　私事で恐縮ですが，私が大学院に入学した時，最初に恩師に渡された論文の別刷は「アナロジーのすすめ」というタイトルでした．内容の詳細は覚えていませんが，何事においても学ぶにあたっては適切な喩えを考えることにより理解が進む，喩えが適切であればあるほどよい，というような内容でした．その後，大学院において心力学を学んだのですが，当時，やっと左室収縮機能が一元的，体系的に説明できるようになったばかりの時代で，当然ながら日本語どころか英語の教科書すらほとんどないというような状況でした．仕方なく，教室の諸先輩にわからないところを質問して教えてもらいながら，心力学関連の論文を読み漁る，という大変な作業を通じて何とか自分なりの境地に達しました．その過程において，自分なりにいろいろな喩えを考えることによって心力学の理解を深めていきました．そういう意味で，最初に恩師に渡された別刷はとてもありがたかったと今でも感謝しています．一旦，一定の境地に達すると，世の中の多くの人たちが心力学・心機能を正しく理解していないことに驚きました．その後いくつかの教科書が日本でも発刊されましたが，あるものは正確さにあまりにも固執しているがために難解であったり，またあるものはわかりやすいが，著者の理解が不充分・不適切なために誤りが多かったりで，若い人たち，これから心力学・心機能を学ぼうとする人たちに私が推薦したい書はありませんでした．

　本書をひとりで書き上げた山本一博教授は心力学・心機能を正しく理解している数少ない心臓医のひとりであります．本書では適切な喩えを数多く用いて，難しい心力学が平易に説明されています．喩えの質・量ともに私が期待していた以上であり，これから心エコー，MRI，CTなどの画像診断または心カテで心機能を評価したい人，血行動態や心機能を理論的に理解して心不全の診断・治療を行いたい人，さらには心臓のマクロ生理学を学びたい人など多くの人に自信をもって推薦できる書であります．

　心力学・心機能をこれから学ぼうとする人，心機能についてそこそこは知っているがもうひとつ自信がないという人がまず手に取る本として最適でしょう．しかし，私がもっとも本書を読んでほしいと思うのは，誤った理解をしているにも関わらず自分こそがエキスパートだと大きな誤解をしている御仁です．

兵庫医科大学内科学循環器内科　主任教授
増山　理

序文

　心機能，心臓力学．聞くだけで気が重たくなるような言葉と思う人が多いのではないでしょうか？　血管が狭い，心室が拡大している，心室壁が厚い，など形態異常の評価を行う際には目で見た通りをそのまま述べればいいので，ここまでであれば問題なくできる人は多いと思います．しかし心疾患の病態は機能の異常によってもたらされているので，機能を評価できなければ病態も理解できないし，そうなると適切な治療選択肢から選ぶこともできません．機能異常を伴わない形態異常には手出しする必要はありません．逆に形態異常がなくとも機能異常があれば治療対象となります．ですから循環器診療に携わる者は心機能を理解することが必須になってきます．

　「食わず嫌い」という言葉があります．これは「食べたこともなく，味も知らずに嫌いだと思い定めること」あるいは「妙味や真価を悟らないでわけもなく嫌うこと」を指します．多くの人が「心機能」という言葉に対して抱いているネガティブな印象は，この「食わず嫌い」に該当するのではないでしょうか？「何となく難しそうだから」という理由で目をそむけていませんか？少し腰を落ち着けて「心機能」について知ろうとするだけで，「思ったほど難しいわけではない」と必ず気づくことができます．そして患者さんの診療にあたる上で心機能の評価から逃げないようになれば，これまであやふやであった病態に対する理解を深めることができ，より充実感をもって診療にあたることができるようになるでしょう．

　「食わず嫌いではなく，かつて心機能について勉強しようとしたが難しくて挫折してしまい，それ以降は心機能と聞くだけで考える気力がなくなってしまう」という方もおられるかもしれません．このタイプは「心機能アレルギー」とでもいうべきでしょうか？　アレルギーを克服することは不可能ではありません．平易なところから，少しずつ理解を進めていけばいいのです．

　本書は，できるだけ心機能というものを理解してもらえるように，図を用い，平易な記述としています．心機能は突き詰めれば突き詰めるほど学問として難しくなりますが，本書はそこまでのレベルの話をしているわけではありません．まずは最低限ここまで知っておけば患者さんの診療には困らないと思われる内容としています．

　本書を用いて「食わず嫌い」を克服し，あるいは「心機能アレルギーに対する減感作療法」を行って，日常診療の中で躊躇なく心機能を考える癖をつけていただくきっかけにしてもらえればと思います．

鳥取大学医学部病態情報内科
山本一博

CONTENTS

I 基本的に知らなければならないこと　2

- 01 心臓の構造と心周期──**2**
- 02 弁の役割──**6**
- 03 心筋細胞の収縮と弛緩──**8**
- 04 前負荷とは？──**10**
- 05 後負荷とは？──**12**
- 06 心房－心室連関──**14**
- 07 心室の協調運動の必要性，QRS 幅はなぜ大切か？──**16**
- 08 心室機能とは？──**18**
- 09 Elastic recoil とは？──**20**
- 10 弛緩（relaxation）とは？──**22**
- 11 スティフネス，あるいはコンプライアンスとは？──**26**
- 12 心室に対する外圧の影響──**28**
- 13 拡張にはエネルギーが必要．最もエネルギーを必要としない時相を拡張期と誤解していないか？──**30**
- 14 心房にも収縮機能，拡張機能があるのか？──**32**
- 15 血管機能を構成する因子は？　windkessel model──**34**
- 16 Wave reflection（反射圧波）とは？──**36**
- 17 波形で示す左室圧，左房圧，大動脈圧の関係──**38**
- 18 左室拡張末期圧，左室収縮末期圧はどこで測定するのか？──**40**
- 19 心周期における左室，左房の容積の変化──**42**
- 20 心臓に求められる仕事の最終成果である心拍出量の求め方（熱希釈法，Fick 法）──**44**

II 心機能, 血管機能をどのように評価するか　　48

- 01 一回拍出量や心拍出量で収縮機能を評価できるのか？ ── 48
- 02 圧−容積関係とは？ ── 50
- 03 左室の外的仕事量　一回仕事量とは？ ── 52
- 04 前負荷, 後負荷を変化させると圧−容積関係はどのように変化するのか？ ── 54
- 05 左室外からの圧排の影響を圧−容積関係で考える ── 56
- 06 収縮性が低下すると圧−容積関係はどうなるのか？ ── 58
- 07 End-systolic elastance（Ees）は何を表わしているのか？ ── 60
- 08 スティフネス/コンプライアンスと左室拡張末期容積の関係 ── 62
- 09 拡張末期圧−容積関係は何を表わす？ ── 64
- 10 圧−容積関係で考える　収縮障害がある場合, 血圧が上昇するとどうなるのか？ ── 66
- 11 圧−容積関係で考える　収縮障害がある場合, 血圧が低下するとどうなるのか？ ── 68
- 12 圧−容積関係で考える　スティフネスが亢進している場合, 血圧が上昇するとどうなるのか？ ── 70
- 13 圧−容積関係で考える　スティフネスが亢進している場合, 血圧が低下するとどうなるのか？ ── 72
- 14 圧−容積関係で考える　スティフネスが亢進している場合, 前負荷が上昇するとどうなるのか？ ── 74
- 15 拡張性の悪い左室圧波形 ── 76
- 16 収縮性の悪い左室圧波形 ── 78
- 17 Dip and plateau はなぜ起こる？ ── 80
- 18 心室壁運動から収縮機能を評価する代表的指標とは？ ── 82
- 19 Wall motion score index とは？ ── 84
- 20 左室駆出率は収縮機能だけではなく心拍数, 血圧の影響も受ける ── 86
- 21 僧帽弁閉鎖不全症例における左室駆出率のピットフォール ── 88
- 22 大動脈弁閉鎖不全症例における左室駆出率のピットフォール ── 90
- 23 左室壁肥厚症例における左室駆出率のピットフォール ── 92
- 24 左室内腔狭小化症例における左室駆出率のピットフォール ── 94
- 25 収縮期左室壁厚変化率（wall thickening; 収縮期 radial strain に相当）は収縮機能の指標か？ ── 96

26 左室−動脈連関とは？───── 98
27 脈波伝播速度（PWV）は何を表す？───── 100
28 増大圧係数（AI）とは？───── 102

III 予備能　　　　104

01 収縮予備能とは？───── 104
02 前負荷予備能（preload reserve）とは？───── 106

IV 心機能障害と心不全　　　　108

01 心疾患患者における収縮機能障害，拡張機能障害の出現，心不全発症 ───── 108
02 労作などにおける心拍数上昇の影響───── 110
03 労作などにおける血圧上昇の影響───── 112
04 労作時の心拍出量増加における予備能の役割───── 114
05 心機能障害例における徐脈・心房−心室連関の異常・伝導障害の影響 ───── 116
06 慢性的に左室拡大，左室駆出率低下をきたしていても心不全症状がなぜ出現しない？───── 118
07 左室拡大がなく駆出率が正常であっても，心不全症状が出現するのはなぜか？───── 120
08 拡張不全における Ees は？───── 122
09 機能性僧帽弁逆流の心不全発症における役割───── 124
10 収縮性心膜炎における呼吸性変動はなぜ起こる？───── 126
11 うっ血があるから水を引くという安直な考えは危険───── 128
12 左室駆出率低下症例だから強心薬が必要というわけではない───── 130

付録　圧，左室形態の計測値の正常範囲/典型的圧波形/よくある不適切記録 ───── 132

索引───── 134

INDEX

Ⅰ	基本的に知らなければならないこと	2
Ⅱ	心機能,血管機能をどのように評価するか	48
Ⅲ	予備能	104
Ⅳ	心機能障害と心不全	108

01

心臓の構造と心周期

心臓の構造

- 心臓は心房と心室から構成されている
- 心房・心室とも中隔により左心系と右心系に隔てられている
- 右房，右室には全身をめぐってきた酸素濃度の低い静脈血が流れる
- 左房，左室には肺で酸素化された動脈血が流れる
- 心房中隔，心室中隔のおかげで動脈血と静脈血が混じり合わない

Ⅰ 基本的に知らなければならないこと

心臓の構造

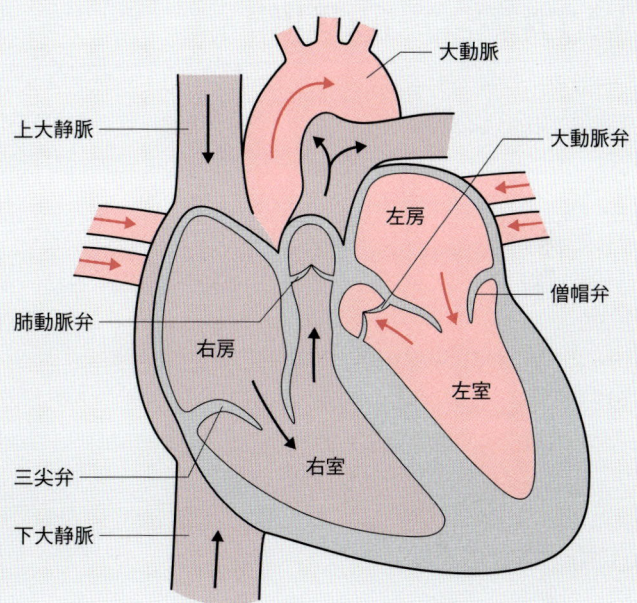

心室の視点にたつと

- 心房から心室に電気刺激が伝わる→心電図のQRS波形形成→心室の心筋細胞が興奮→心室の収縮
- 心臓の一周期は等容性収縮期①→駆出期②→等容性弛緩期③→流入期④　の繰り返し
    - 等容性収縮期：房室弁（僧帽弁，三尖弁）が閉じ，心室拡張末期容積のまま心室容積が変化しない状態で，心筋細胞の興奮に伴い心室圧が上昇①
    - 駆出期：心室圧が大（ないし肺）動脈圧を上回ると，大（肺）動脈弁が開き，心室から大（肺）動脈に向かって血液が駆出される．つまり心室は駆出ポンプとして機能②
    - 等容性弛緩期：大（肺）動脈弁が閉鎖し，心室収縮末期容積のまま心室圧が低下③
    - 流入期：心室圧が心房圧以下となると，房室弁（僧帽弁，三尖弁）が開き，心房から心室に血液が流入する④．つまり心室は血液を貯留するリザーバーとして機能

心房の視点にたつと

- 大静脈から右房に，肺静脈から左房に血液は流れる
- 房室弁（僧帽弁，三尖弁）が閉鎖している間，つまり心室が収縮期の間は，心房は流れ込んできた血液を貯留する"リザーバー"として機能する
- 房室弁が開放すると心室の流入期となり，静脈ー心房ー心室が1つの連結した管と化す．心房は静脈から心室に流れる血液が通過する"導管"として機能する
- 流入期後半には洞結節で電気的興奮が発生し，心房に電気刺激が伝播→心電図のP波形成→心房の心筋細胞が興奮→心房収縮→心室に血液を「押し込む」．これを心房の"ブースター効果"と呼ぶ
    - 静脈と心房の間には弁は存在しないので，心房収縮の際には，心房から静脈への逆行も起こる
    - 心房の下流となる心室への流入期圧が正常であれば，心房から静脈へ逆行する量は少ない

I 基本的に知らなければならないこと

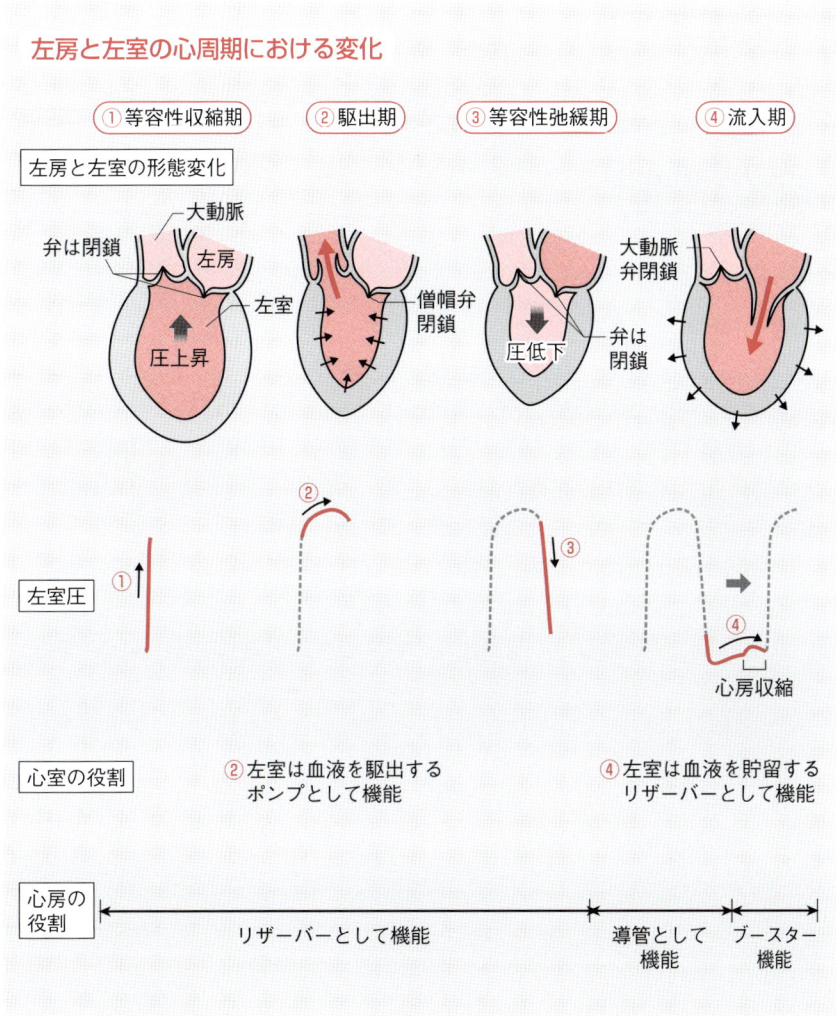

― 心不全などで流入期における心室圧が上昇すると,心室に血液を押し込みにくくなり,静脈への逆行量は大となる

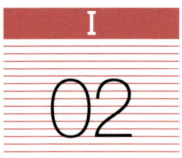

弁の役割

- 房室弁（僧帽弁，三尖弁），動脈弁（大動脈弁，肺動脈弁）は，これらを挟む両腔間の血液の流れを一方向性とするため存在している
- 血液は上流と下流の圧較差をdriving pressureとして流れ，弁を挟む両腔間の圧較差で生じる血液の流れによって受動的に弁は開放し，圧の逆転により閉鎖して逆流を防止する

  例えば，

  ―等容性弛緩期③に，左室圧が低下して左房圧を下回ると，僧帽弁が開放する

  ―左室心筋収縮が起こり，左室圧が上昇すると，僧帽弁が閉鎖する→僧帽弁逆流の防止

  ―等容性収縮期①に，左室圧が上昇して大動脈圧を上回ると，大動脈弁が開放する

  ―左室収縮が終了して左室圧が低下し始めると，大動脈弁は閉鎖する→大動脈弁逆流の防止

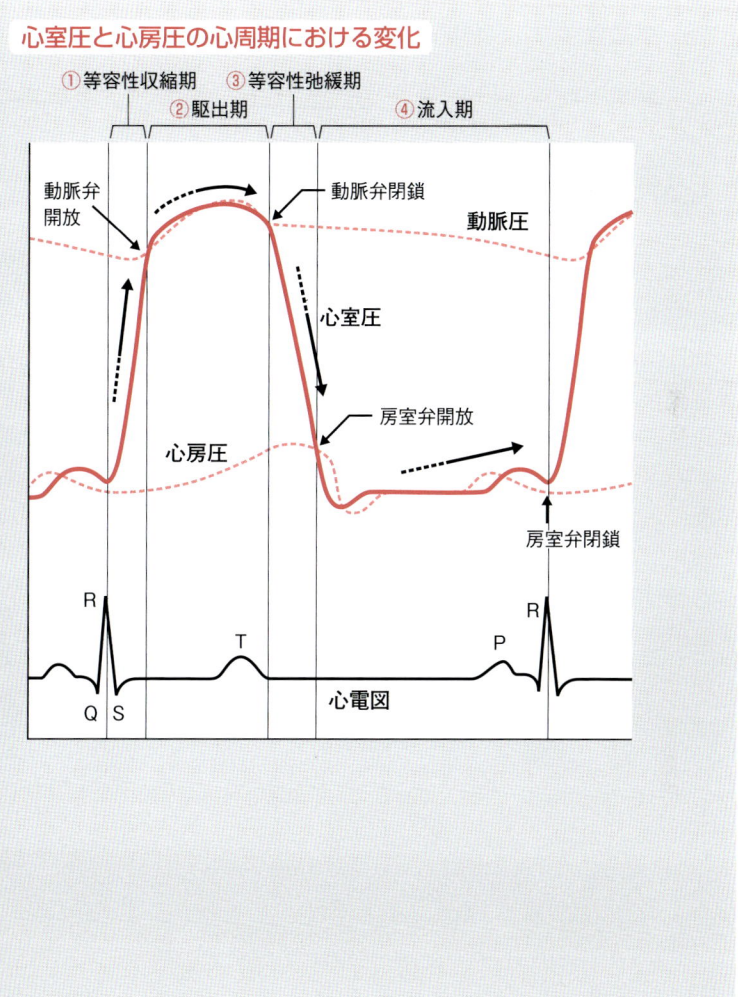

心筋細胞の収縮と弛緩

- 心筋細胞にはミオシン(太いフィラメント)とアクチン(細いフィラメント)という2種類のフィラメントがある
- アクチンは調節蛋白であるトロポニンを含有する
- 心筋細胞が電気的に興奮→細胞膜上のL型カルシウムチャネルが開く①→細胞内へのCa^{2+}の流入→このCa^{2+}が筋小胞体のリアノジン受容体に結合すると，筋小胞体から細胞質にCa^{2+}を大量に放出②→細胞質内のCa^{2+}がトロポニンCと結合③→アクチンとミオシンのクロスブリッジの形成と解離を繰り返す④→心筋細胞は収縮
- 筋小胞体のCa^{2+}くみ上げポンプであるSERCA Ⅱaを介してCa^{2+}が細胞質から筋小胞体内へと移動⑤→細胞質内のCa^{2+}濃度が低下→Ca^{2+}はトロポニンCから離れる⑥→アクチンとミオシンのクロスブリッジ形成が抑制⑦→心筋細胞の弛緩
- SERCA ⅡaはCa^{2+}-ATPaseであり，Ca^{2+}のくみ上げはATPを必要とする能動的プロセスである
- SERCA Ⅱaの活性を調整しているのがホスホランバンである
- ホスホランバンがリン酸化されるとCa^{2+}のくみ上げが亢進する

I 基本的に知らなければならないこと

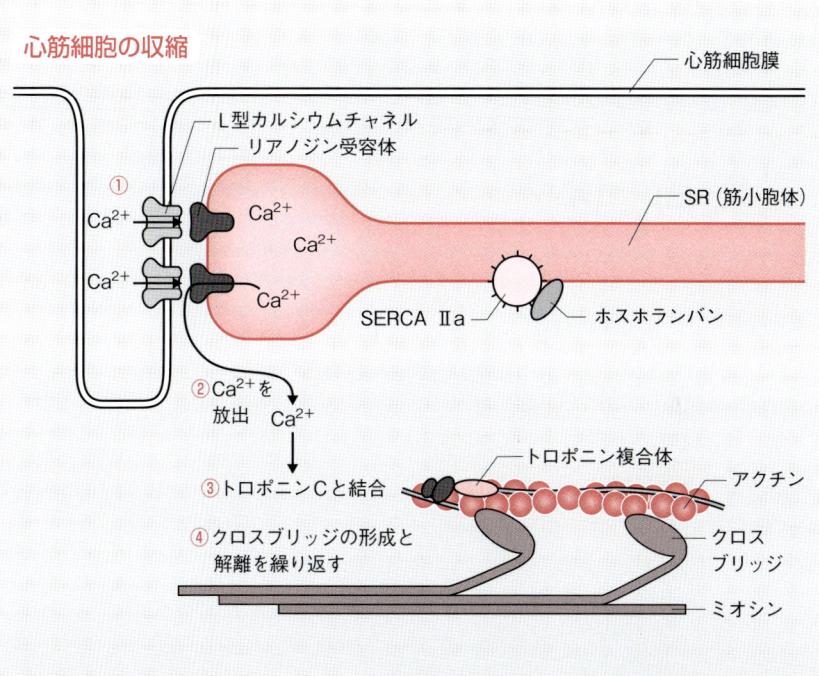

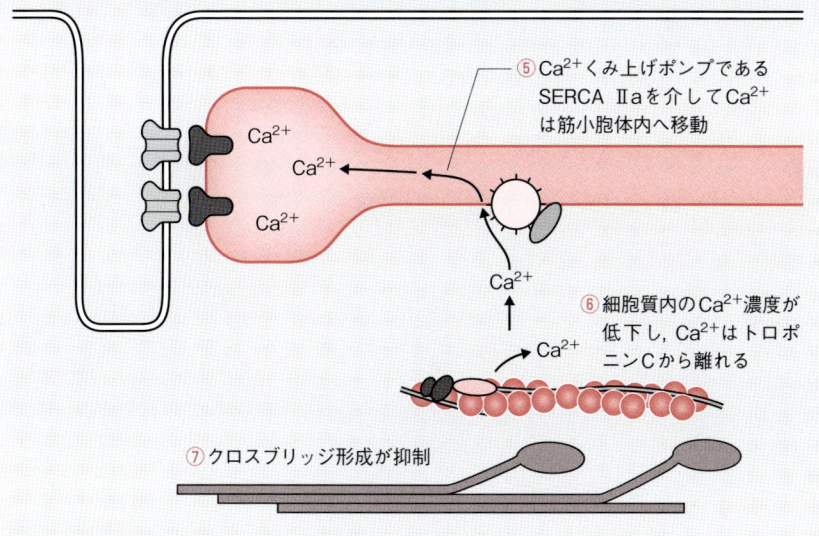

04 前負荷とは？

- 前負荷とは，収縮開始直前に心筋にかかっている負荷を指す
- 心室という腔で考えると，拡張末期容積で表される
- 前負荷が減少→一回拍出量が低下．これをFrank-Starlingの法則という

One Point Comment
- 心室拡張末期"圧"は前負荷の指標として用いないこと！！
- 同じ左室拡張末期容積でも心室が"硬い"場合は，軟らかい心室に比べ圧は高い．つまり同じ前負荷でありながら，左室拡張末期圧は異なる

心室をパチンコのゴムと考える
- パチンコのゴムを強く引くほど，遠くに球は飛んでいく（①）．これがFrank-Starlingの法則の最もわかりやすい説明であろう
- 一方，"硬い心室"は"太く硬いゴム"に置き換えることができる．軟らかいゴムと同じだけ引くには（拡張末期容積は変わらない），より強い力が必要となるが（拡張期圧が高くなる），球の飛距離が長くなることはない（心拍出量は変わらない）（②）

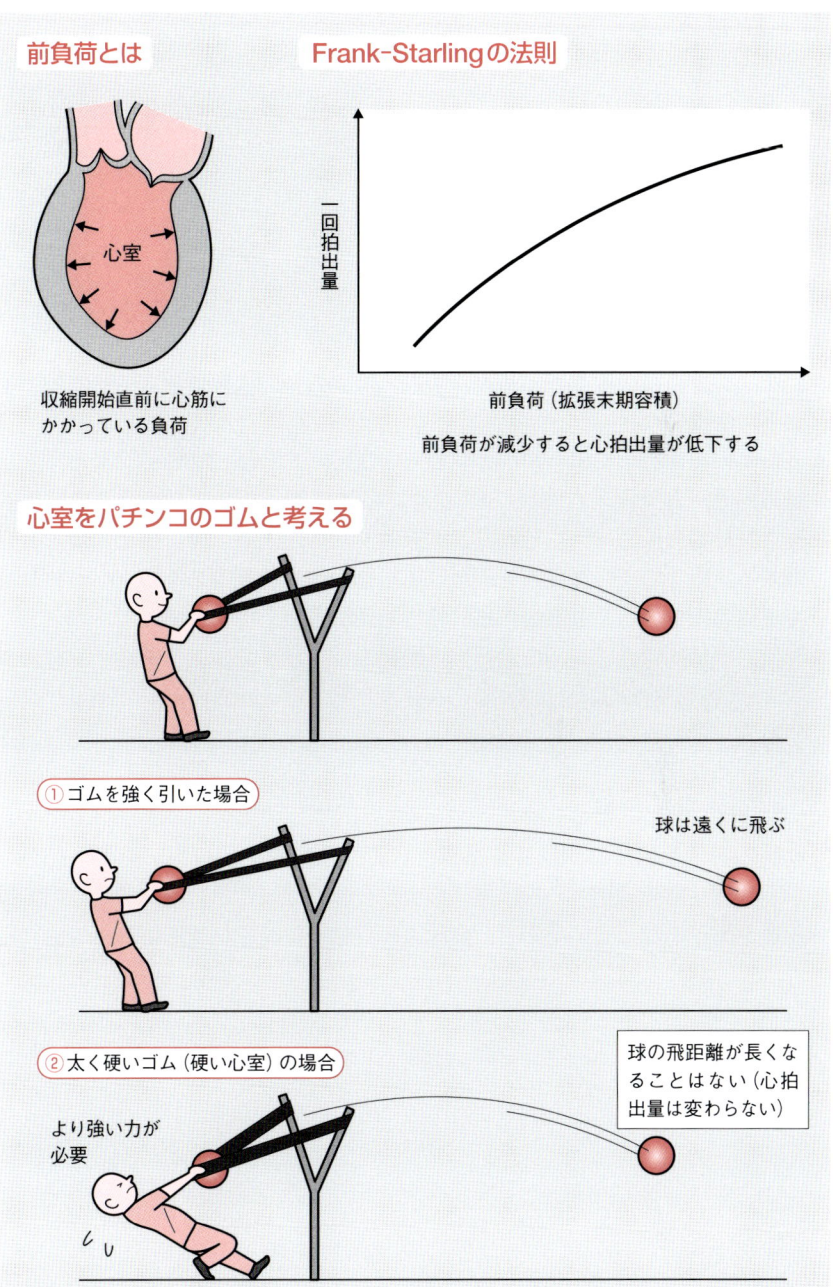

I 05 後負荷とは？

- 後負荷とは，心筋の収縮中に心筋にかかる負荷を指す
- 心室からみると血液を拍出する際の抵抗に該当し，後負荷増大は一回拍出量低下に結びつく
- 後負荷の指標としてよく用いられるものが壁応力（wall stress）である
- 壁応力は，左室圧×左室径/左室壁厚　に比例する．したがって高血圧が放置された場合に認められる左室壁肥厚は，左室圧上昇に伴う壁応力増大を軽減するため，つまり後負荷を軽減するための代償機転でもある
- 後負荷の指標として動脈の機械的特性も用いられる
- 動脈の機械的特性は末梢血管抵抗，動脈コンプライアンス，特性インピーダンス（大動脈基部の弾性に対応）の3要素で考えるwindkessel modelが有名である．各要素については後述する

One Point Comment

- 動脈の特性を簡便に評価する指標として血圧が用いられていることがあるが，血圧＝血管抵抗×心拍出量，つまり後負荷で規定されるはずの心拍出量が規定因子となっているので，血圧は純粋な後負荷の指標にはならない

I 基本的に知らなければならないこと

後負荷とは

収縮中に心筋にかかる負荷

心拍出量と後負荷の関係

後負荷が増大すると心拍出量は低下する

壁応力（wall stress）

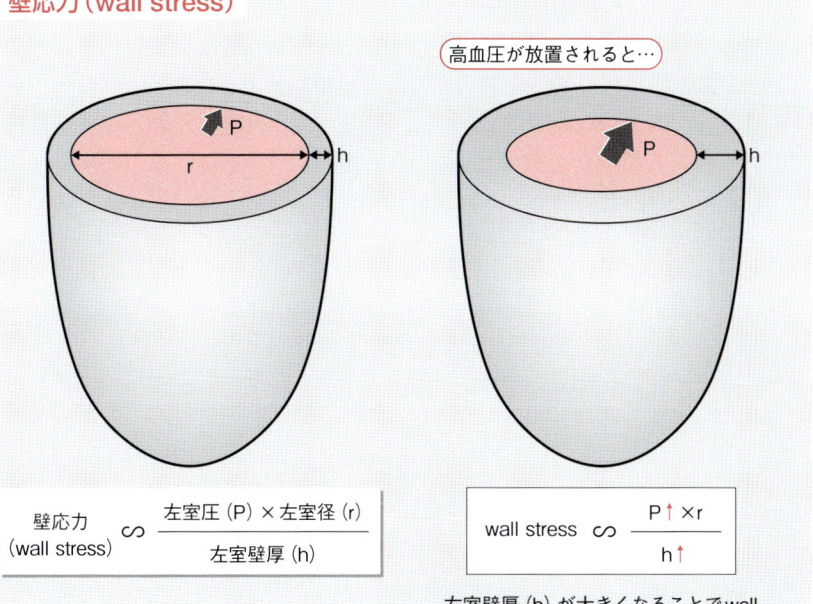

高血圧が放置されると…

$$壁応力（wall stress） \varpropto \frac{左室圧（P） \times 左室径（r）}{左室壁厚（h）}$$

$$wall\ stress \varpropto \frac{P\uparrow \times r}{h\uparrow}$$

左室壁厚（h）が大きくなることでwall stressが大きくなるのを軽減している

I 06 心房−心室連関

- 心房の機能にはリザーバー機能，導管機能，ブースター機能の3つがあるが，最も重要な役割は心房収縮により血液を左室に"押し込む"機能であるブースター機能にあると思われる（Ⅰ-01, 14参照）

One Point Comment

- 心房収縮による能動的な心室への血液の駆出が，できなくなる（完全房室ブロックにより，心室の拡張後期に同調した心室への血液の駆出が不可能となる，心房細動による心房収縮の消失など）→平均心房圧を上昇させて心房−心室圧較差および心室への流入血液量を維持するようになる
- Ⅰ度房室ブロック→拡張期の中で心房収縮が早い時相で起こる→拡張期前半における心房から心室への血液の流入が終了しない状態，すなわち心房圧が下がりきっていない状態で心房収縮が始まる→平均心房圧は上昇する

I 基本的に知らなければならないこと

房室伝導と心室への血液流入の関係

正常

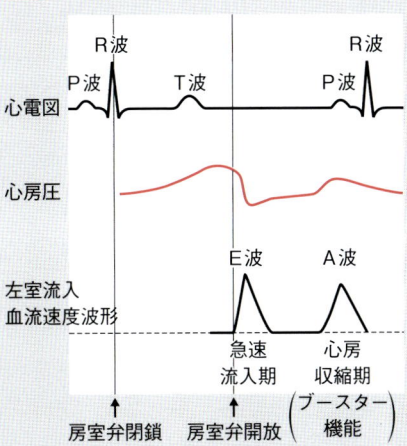

I度房室ブロック

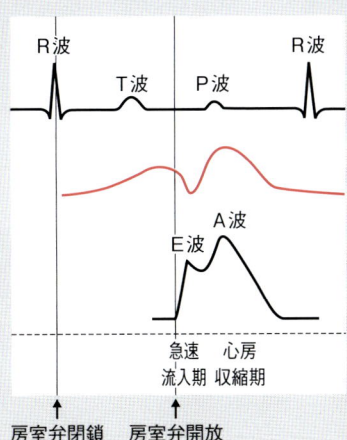

心房圧が下がりきらないうちに心房収縮が起こり，平均心房圧が上昇する

I-07 心室の協調運動の必要性，QRS幅はなぜ大切か？

- 心室は多くの心筋細胞により構成されている
- 個々の心筋細胞には自動能があるので，各細胞は勝手に収縮・弛緩を繰り返す能力を有している
- 心筋細胞を心室という組織において協調させなければ，心室は効率よく，ポンプとしての機能を果たせない．その役割を担うのが刺激伝導系である
- 洞結節で発生した電気的興奮が房室結節を経て，短時間で心室内の刺激伝導系を介して心室全体に伝わり，心室の心筋細胞がほぼ同時期に収縮を開始する．洞結節において電気的興奮を生じるサイクルが，心筋細胞の自動能のサイクルよりも速いため，心室の心筋細胞は洞結節のリズムに従うこととなり，協調性をもって心室は働く

One Point Comment

- 心室内における伝導障害→心室内で電気的興奮の伝導に要する時間が長くなる（心電図のQRS幅が延長する）→最初に電気的興奮が伝わった領域と，遅れて興奮した部位の心筋細胞収縮開始がずれてしまう→心室の動きに協調性が保てなくなる

I 基本的に知らなければならないこと

心筋細胞の自動能

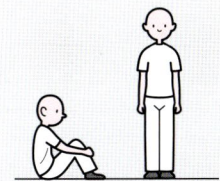

心筋細胞には自動能があり，各細胞は勝手に収縮・弛緩（座ったり立ったり）を繰り返している

心室の協調運動

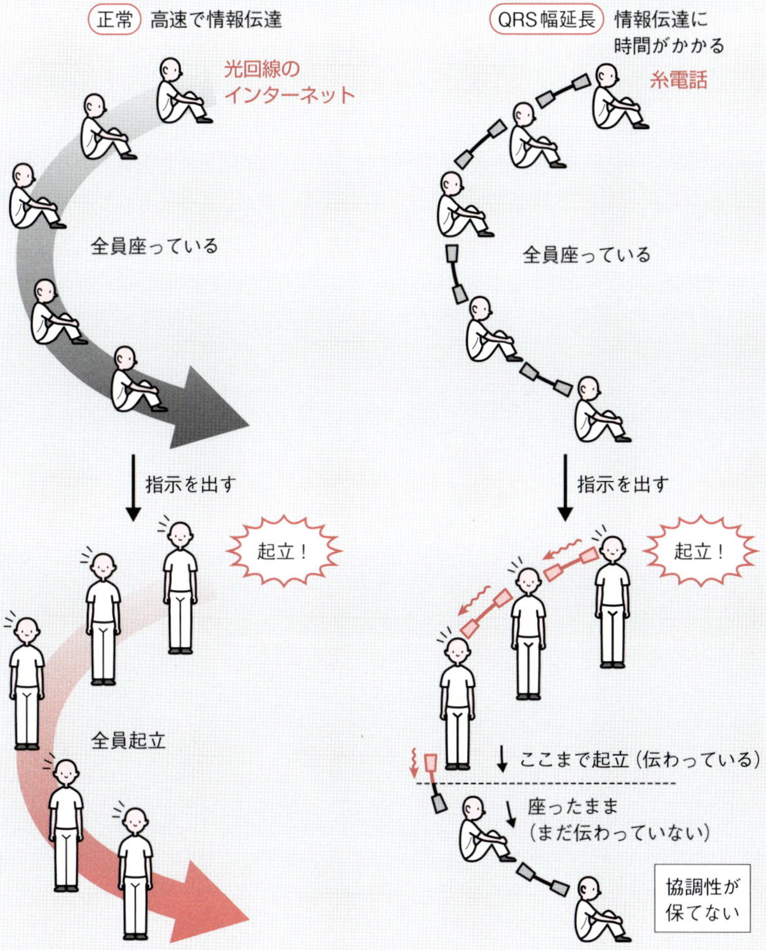

正常 高速で情報伝達　光回線のインターネット

全員座っている

↓ 指示を出す

起立！

全員起立

QRS幅延長 情報伝達に時間がかかる　糸電話

全員座っている

↓ 指示を出す

起立！

↓ ここまで起立（伝わっている）
↓ 座ったまま（まだ伝わっていない）

協調性が保てない

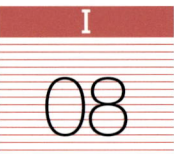

心室機能とは？

- 心室機能を大きく分けると収縮機能と拡張機能に分けられる
- 収縮機能とは心室から動脈に向かって血液を駆出するための機能である．卓球，ゴルフ，野球などで，スイングにより球を前に打つ能力が"収縮機能"に該当する
- 拡張機能は心室拡張期に心室が心房からの流入血液を受け取るための機能である．卓球，ゴルフ，野球などで，スイングの"タメ"を作る能力が"拡張機能"に該当する
- 拡張機能を大きく分けるとelastic recoil（弾性反跳，ventricular suctionとも呼ばれる），弛緩能，スティフネス（この逆数がコンプライアンス）の3つに分けられる

I　基本的に知らなければならないこと

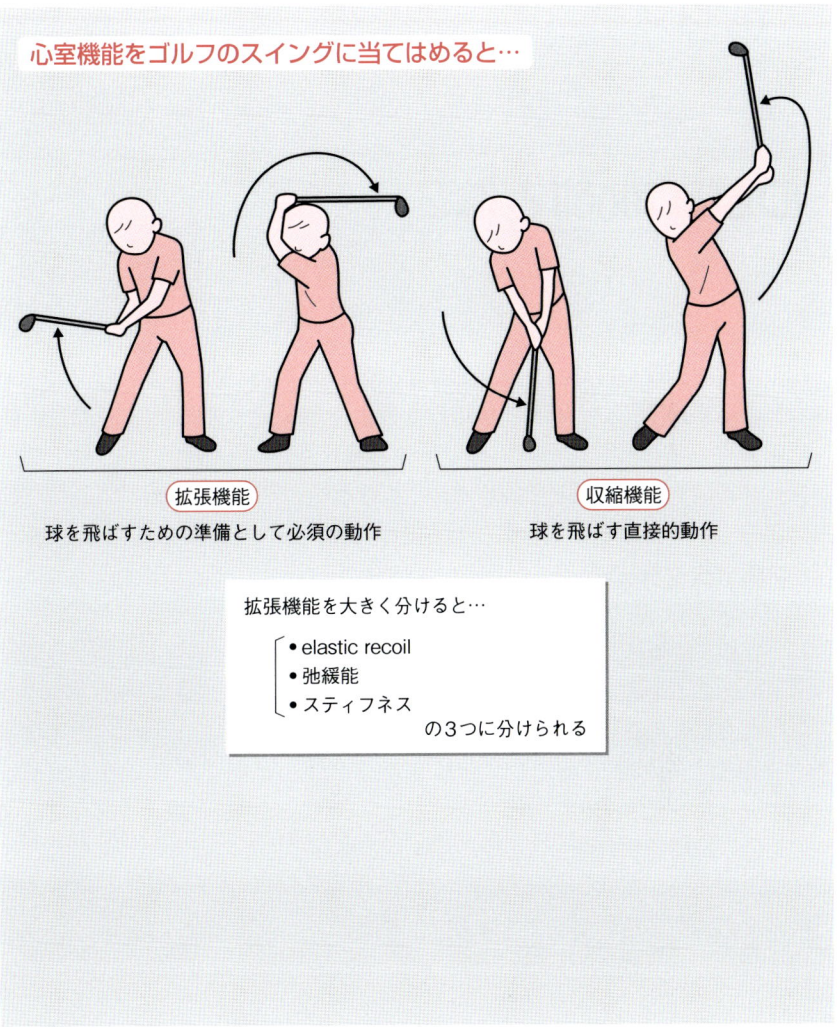

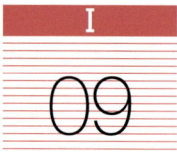

Elastic recoilとは？

- バネを押し縮めるとエネルギーが蓄積され，これが解除されると蓄積されたエネルギーが使われて伸びる．これがrecoilという現象である
- 心室の収縮末期には，心筋細胞は静止長（equilibrium length）よりも短い長さまで押し縮められ，心室容積は平衡容量（equilibrium volume）よりも小さくなる．ちょうどバネを押し縮めた状態と同じである．この際に蓄積されたエネルギーを使って心室が能動的に拡大しようとする機能をelastic recoil（弾性反跳）と呼ぶ
- この現象は心室拡張期早期に生じ，心房から心室に向かって血液を"吸引"しようとしているように映るため，"ventricular suction"とも呼ばれる．心房－心室間の血液の流入を遮断すると，elastic recoilのために心室内圧が陰圧となることも確認されている
- 収縮機能と拡張機能を完全に分離することは不可能であり，その代表がelastic recoilである
- 心室の収縮機能が亢進して心室収縮末期容積が小さくなるほど，より大きなエネルギー（recoil force）が蓄積されてelastic recoilが大となり，房室弁開放直後の心房から心室への血液の流入を促す

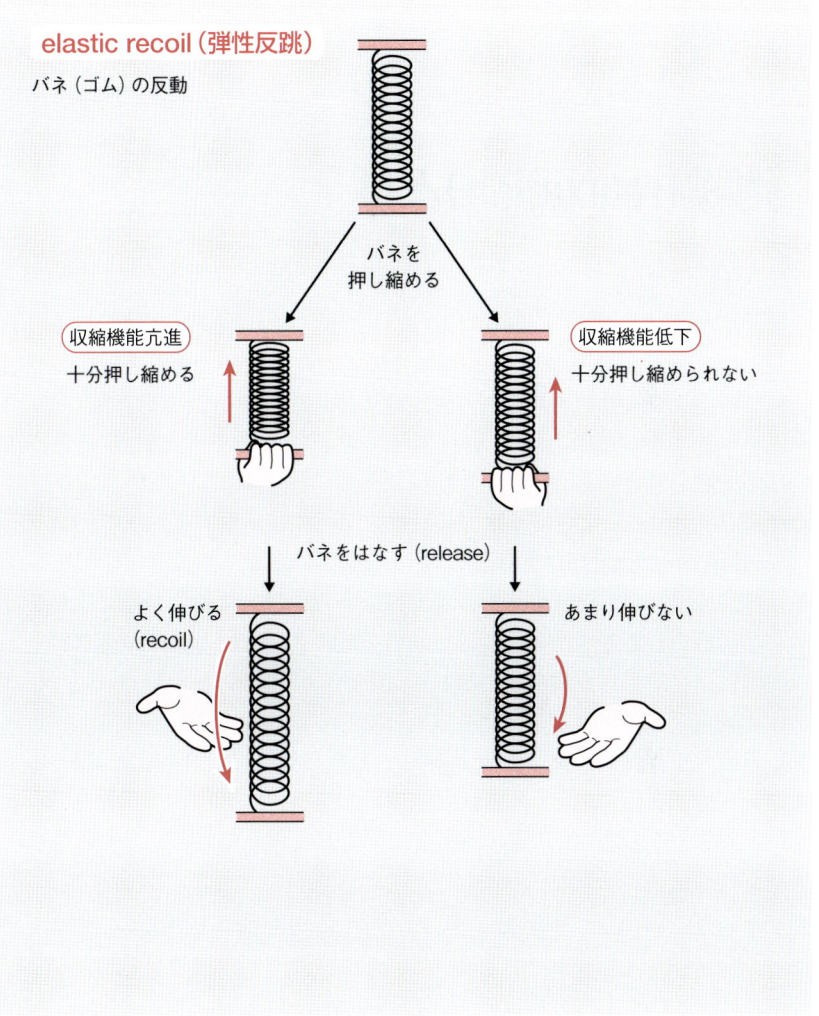

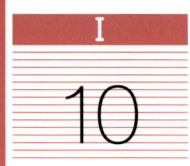

弛緩(relaxation)とは？

- 筋小胞体によるCa^{2+}くみ上げに伴う細胞質内のCa^{2+}濃度低下によりトロポニンからCa^{2+}が離れ，収縮期に形成されたアクチンとミオシンのクロスブリッジが抑制されるため，心筋細胞の弛緩が起こる（Ⅰ-03参照）
- これは筋小胞体による能動的なCa^{2+}くみ上げに依存する過程なので，エネルギーを必要とする
- 弛緩(relaxation)を評価する"ものさし"には弛緩速度とどこまで弛緩するか(extent of relaxation)がある
- 弛緩速度は等容性弛緩期における左室圧下行速度に反映される．これを評価する指標として左室圧下行脚の一次微分である dP/dt がよく使用された．弛緩障害により弛緩速度が小となれば dP/dt の絶対値は小となる．しかし dP/dt の絶対値は血圧などに大きく左右される
- 現在は左室弛緩時定数(tau あるいは τ と略される)が弛緩速度のゴールドスタンダードとして用いられる
- tau は等容性弛緩期の左室圧波形を以下の式に近似させることで求めることができる

$$P_{(t)} - P_b = (P_0 - P_b) \times e^{-t/tau}$$

P_0：peak − dP/dt の時相における左室圧
$P_{(t)}$：peak − dP/dt の時相から時間 t 経過後の左室圧
P_b：左房から左室に血液の流入がないまま左室が完全に弛緩した際の左室圧

- 臨床的に P_b を求めることは困難なので，もしも P_b を 0mmHg と仮定すると，peak − dP/dt の時相における左室圧が 1/e まで低下するのに要する時間が tau に該当する．弛緩速度が低下すると tau は延長する

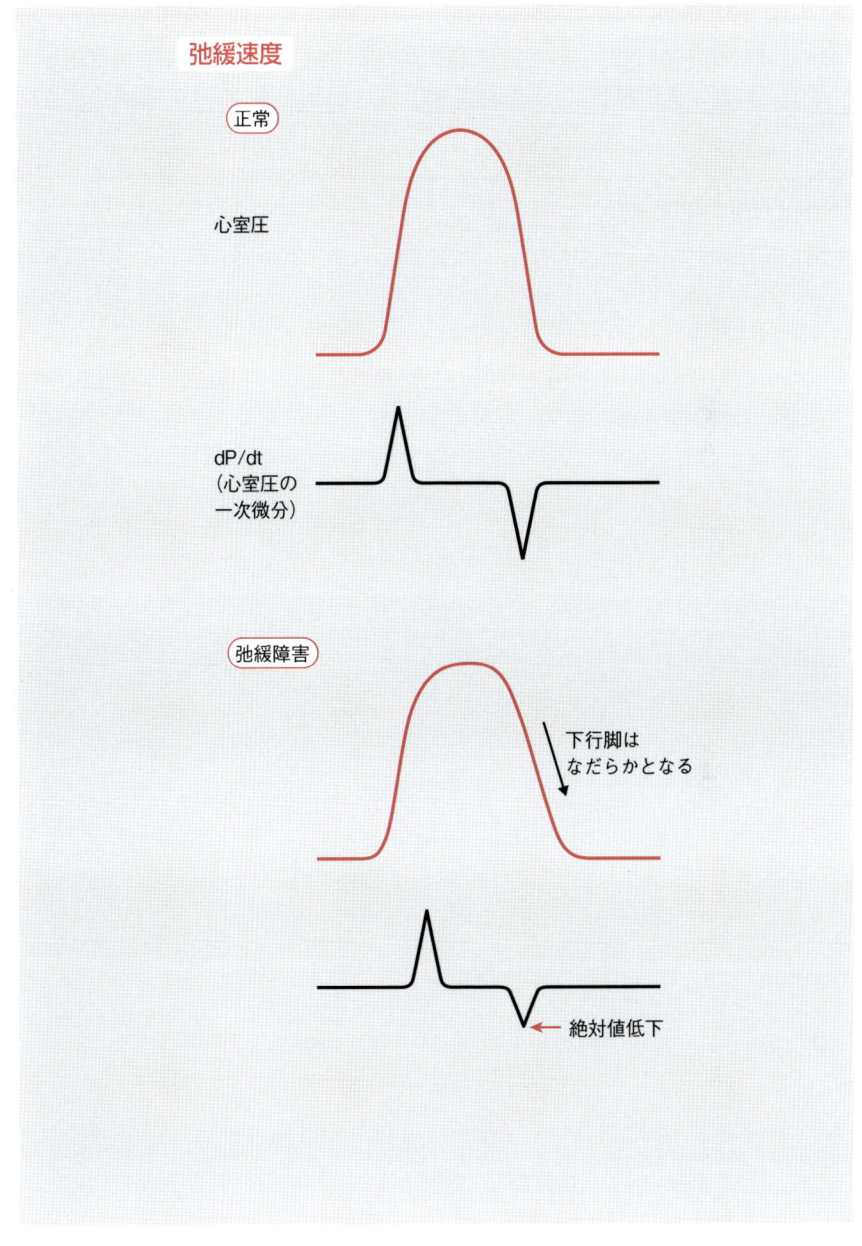

- "どこまで弛緩するか (extent of relaxation)" は心筋細胞の静止長 (equilibrium length), 心室容積の平衡容量 (equilibrium volume) を規定する. これが障害されると心筋細胞の静止長, 心室容積の平衡容量は小さくなる

One Point Comment

- 静止長が短いゴムは長いゴムに比べ, 同じ長さまで伸ばす際により大きな力が必要となる. これを拡張期の心室にあてはめると, extent of relaxation が障害されると心室容積の平衡容量が小さくなり, 拡張期の血液流入によって心室容積が増加するのでより強い力が必要となる. つまり同じ容積であっても拡張期左室圧は上昇するのである

I 基本的に知らなければならないこと

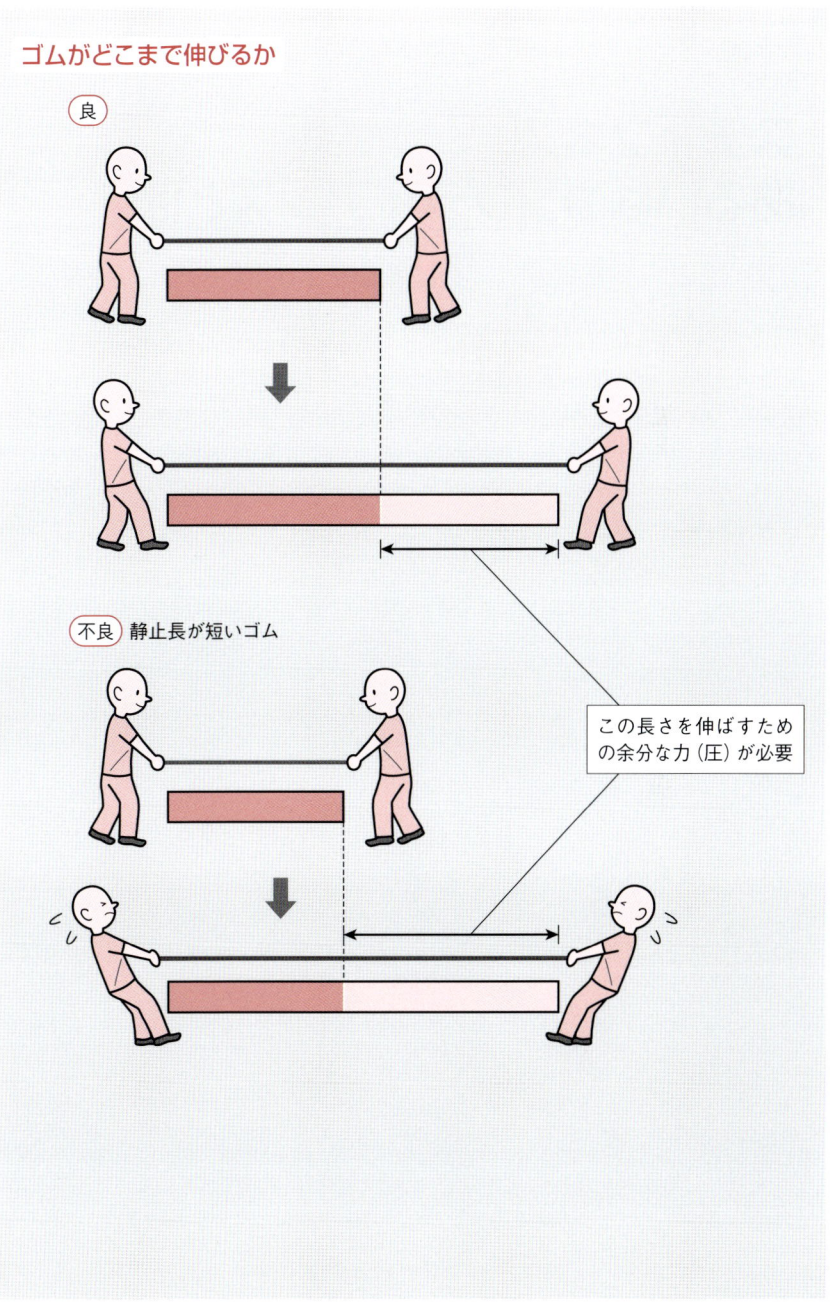

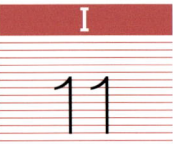

スティフネス，あるいはコンプライアンスとは？

- 心房から心室に血液が流入すると，これに伴って心室圧は上昇する．この心室圧の上昇の程度を規定するのがスティフネスであり，"硬さ"と思えばよい
- スティフネスの逆数がコンプライアンスであり，"広がりやすさ"に該当する
- 風船に空気をふき込むと，風船が広がると同時に風船内の圧が上昇する．硬いゴムでできた風船では，同じ容量の空気をふき込んでも，風船内部の圧がより上昇する．この状態はスティフネスが亢進し，コンプライアンスが低下した心室に該当する

スティフネスとコンプライアンスを風船に例えると…

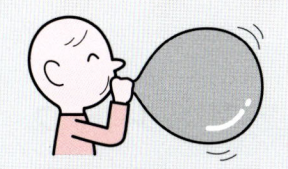

風船のゴムの硬さ＝スティフネス
風船のゴムの広がりやすさ＝コンプライアンス

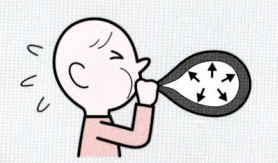

硬いゴムでできた風船は広がりにくい
→スティフネス亢進，コンプライアンス低下の状態

心室の拡張機能に各因子が影響を与える時相

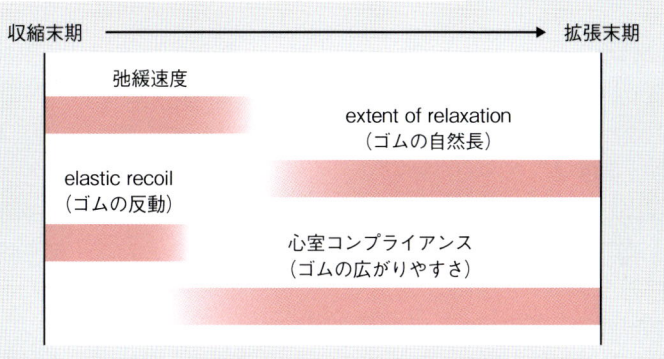

収縮末期 → 拡張末期

弛緩速度

extent of relaxation
（ゴムの自然長）

elastic recoil
（ゴムの反動）

心室コンプライアンス
（ゴムの広がりやすさ）

I 12

心室に対する外圧の影響

- 拡張期における心室内圧の絶対値は心室壁の拡張機能のみで規定されているわけではなく，隣接する組織による"干渉""圧排"からも影響を受ける
- 心室圧＝transmural pressure＋外圧　と表され，transmural pressureは心室壁の機能により左右される．これに外圧の影響が加わって左室圧が規定される

One Point Comment

- 心嚢液貯留では，限られた心嚢内のスペースに心嚢液が貯留することで心臓は圧排される．この"外圧"により，左室壁の機能は変化していないのに左室拡張期圧が上昇する
- 収縮性心膜炎では弾性が消失した硬い心膜が左室周囲に存在し，拡張期の血液流入による左室容積増大に伴う圧力の上昇が大きくなるので，左室拡張期圧は高くなる
- 肺動脈性肺高血圧，心房中隔欠損などのように右室に対する圧負荷や容量負荷が増大する病態では，右室拡大，右室拡張期圧上昇を生じるため，左室に対しては圧排を起こし，左室拡張期圧は上昇する

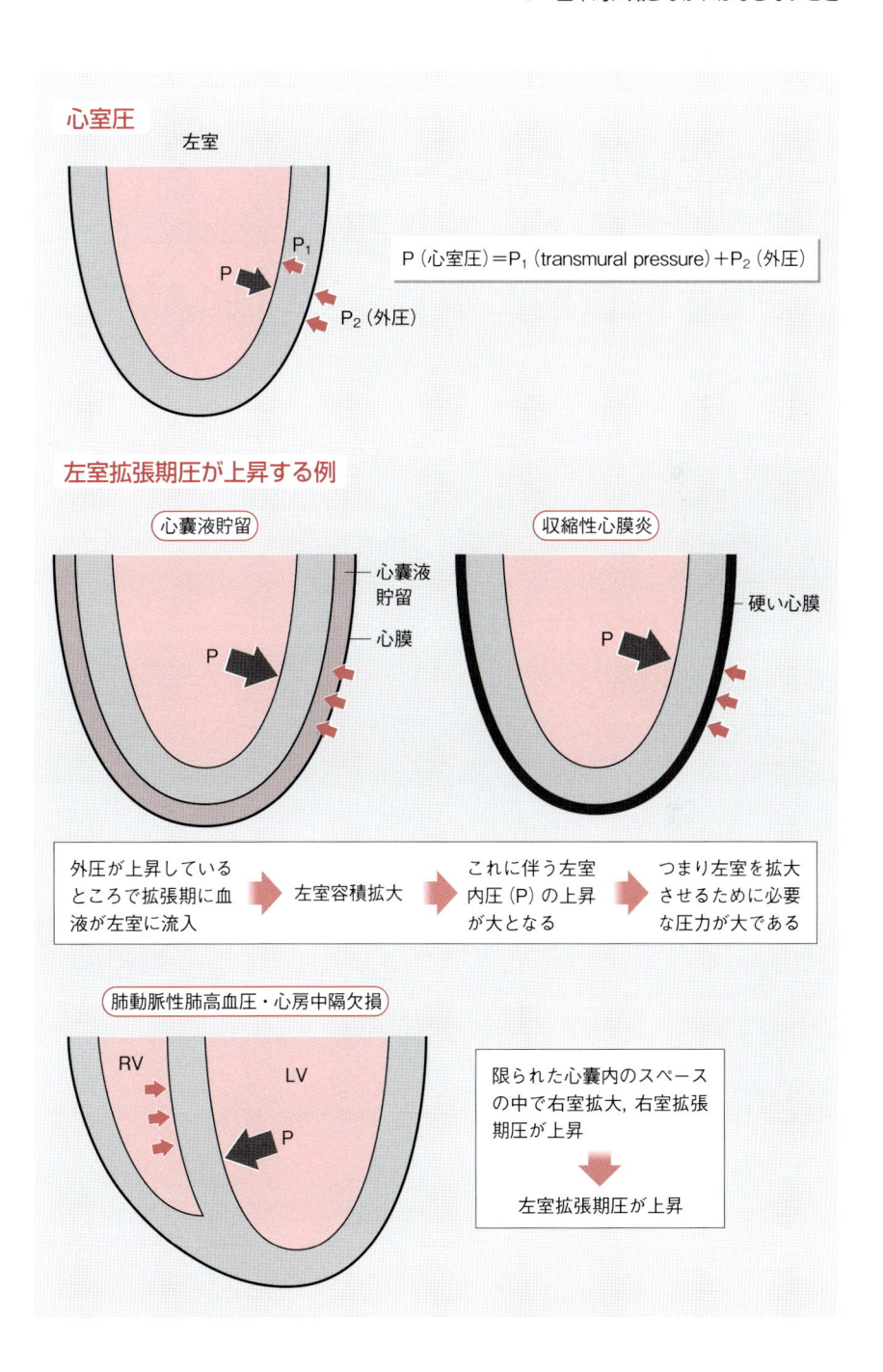

I 基本的に知らなければならないこと

心室圧

左室

$P(心室圧) = P_1 (transmural\ pressure) + P_2 (外圧)$

左室拡張期圧が上昇する例

心嚢液貯留

心嚢液貯留
心膜

収縮性心膜炎

硬い心膜

外圧が上昇しているところで拡張期に血液が左室に流入 ➡ 左室容積拡大 ➡ これに伴う左室内圧 (P) の上昇が大となる ➡ つまり左室を拡大させるために必要な圧力が大である

肺動脈性肺高血圧・心房中隔欠損

RV　LV

限られた心嚢内のスペースの中で右室拡大, 右室拡張期圧が上昇
⬇
左室拡張期圧が上昇

29

I

13 拡張にはエネルギーが必要．最もエネルギーを必要としない時相を拡張期と誤解していないか？

- 心室は収縮時のみならず拡張時にもエネルギーが必要である
- 心室が収縮期に行う"外的仕事（外に見える仕事）"は血液の駆出である
- "外的仕事"に伴うエネルギー消費は，心臓における産生エネルギーのうちの5～20％を占めるにすぎない
- 心臓には"内的仕事（外から見えない仕事）"があり，ここに等容性弛緩が含まれる

One Point Comment

- 心室の拡張末期が最も心室のリラックスした状態，つまり最もエネルギーが必要ない状態だと，多くの人は思い込んでいないだろうか？
- 病理解剖の際の心室は収縮した状態にある．拡張期の心室をみたことがある人はいないはずである．これはいわゆる"死後硬直"の状態をみていることになる
- 死後硬直は筋肉のATPレベルが低下し，アクチン・ミオシンが結合して離れなくなることが原因である．心室はエネルギー消費が早く，骨格筋よりも早く死後硬直を呈する
- つまり心筋細胞においてエネルギーが枯渇すると収縮した状態になる．エネルギー供給が行われて初めて拡張（弛緩）することができることを示している
- 心室が最もエネルギーを必要としない時相は拡張期ではない

Ⅰ 基本的に知らなければならないこと

心筋のエネルギー消費量

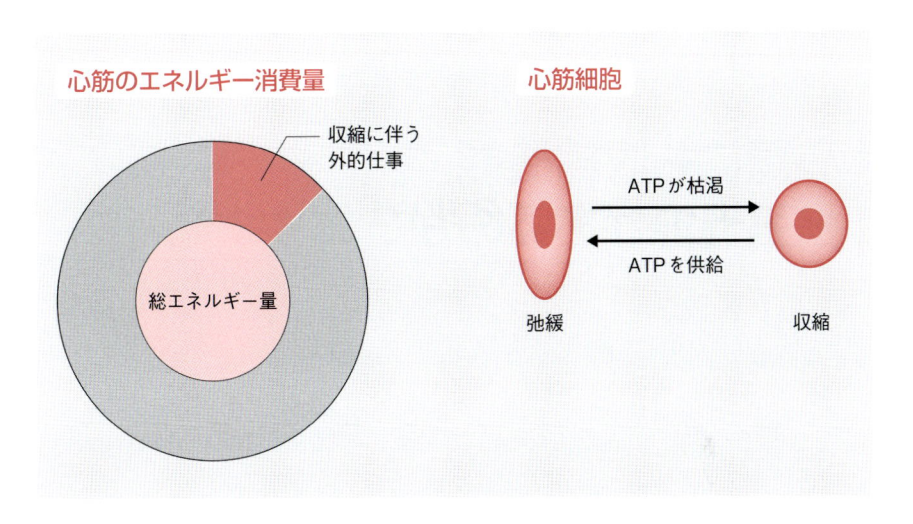

- 収縮に伴う外的仕事
- 総エネルギー量

心筋細胞

弛緩 ⇄ 収縮
- ATPが枯渇 →
- ← ATPを供給

外的仕事のイメージ

外から見えない仕事
ジェットコースターが上がっている（エネルギーが必要）

外に見える仕事
ジェットコースターが猛スピードで進む

ジェットコースターが落ちる（外に見える）エネルギーより，それまでの見えないところでエネルギーを使っている

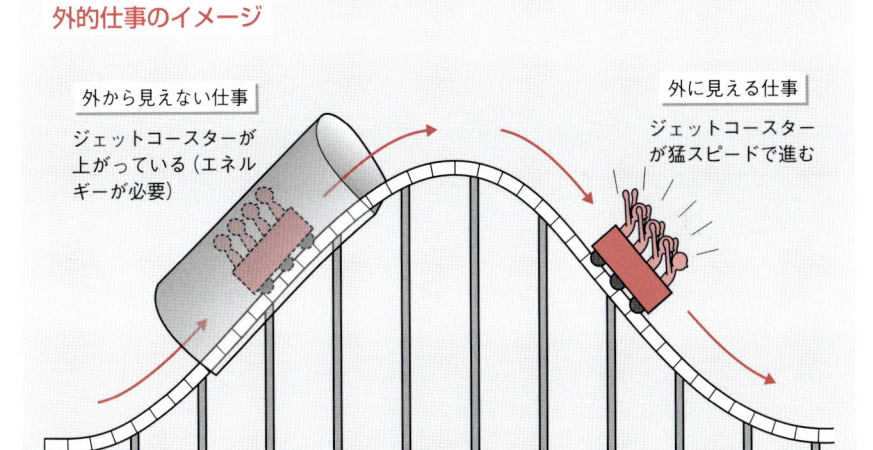

14 心房にも収縮機能，拡張機能があるのか？

- 心房機能には"ブースター機能""リザーバー機能""導管機能"がある
- "ブースター機能"は，直接的に心房の収縮機能の影響を受ける
- "リザーバー機能"は心房のスティフネス/コンプライアンスと心房のelastic recoil（弾性反跳）によって規定される
- 心房が硬くなると（スティフネスの亢進，コンプライアンスの低下），心室の収縮期における心房への肺静脈・大静脈からの血液流入に伴う心房圧の上昇が大となってしまう

One Point Comment

- 洞調律の患者では，心室収縮期における心房への血液の流入は二峰性となるが，心房収縮が欠如した心房細動では最初の波を認めず一峰性となる．これは心房収縮直後，つまり房室弁閉鎖直後の心房への血液の貯留は，心房収縮によりもたらされる elastic recoil の効果であることを示している
- "導管機能"も心房のスティフネス/コンプライアンスによって規定される．房室弁が開放し，心房が静脈と心室を結ぶ"導管"としての役割を担っている時相での血液の流れは，心房と心室のスティフネス/コンプライアンスの相対的な差異に影響される

Ⅰ 基本的に知らなければならないこと

心房の機能

心室圧
心房圧

リザーバー機能 | 導管機能 | ブースター機能

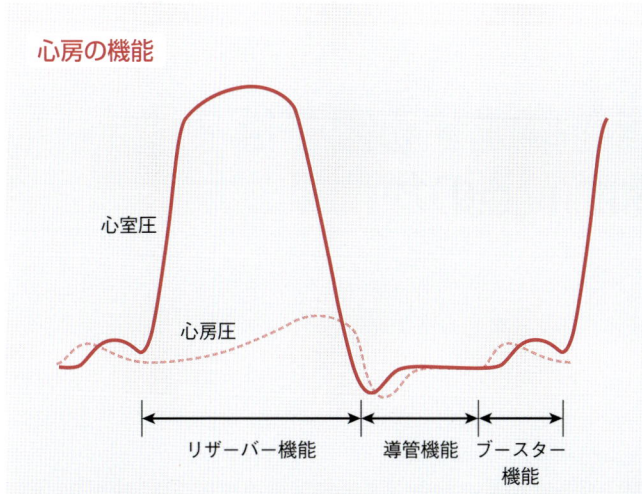

心房収縮によるelastic recoilの効果

洞調律（正常）

肺静脈から左房への血流の流入速度

S1
S2
心室収縮期

心房収縮によりもたらされるelastic recoilの効果で二峰性となる

心房収縮が欠如した心房細動

S2
心室収縮期

心房収縮がないため一峰性となる

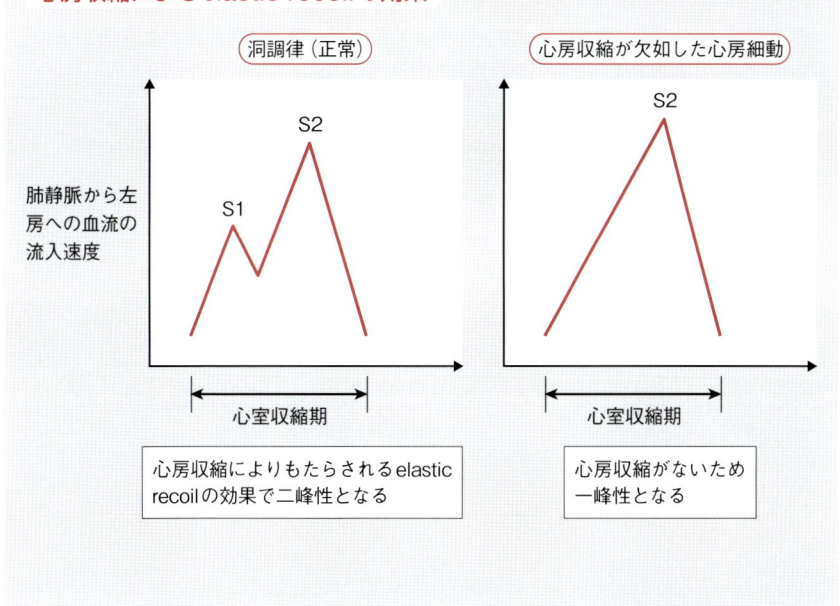

15 血管機能を構成する因子は？
windkessel model

- 動脈の機械的特性を，末梢血管抵抗，動脈コンプライアンス，特性インピーダンス（大動脈基部の弾性に対応）の3つの要素で考えるwindkessel modelが有名である
- 末梢血管抵抗は，定常流に対し定常圧のかかった状態での抵抗であり，平均血圧と平均血流の比で表される．実際に直流の定常流となっているのは，末梢の細小動脈以遠の非常に小さな血管の領域である．よくsystemic vascular resistanceという指標として，この末梢血管抵抗が求められ，後負荷の指標として用いられているが，これのみでは血管機能は評価できない
- 拍動で生じる抵抗が動脈コンプライアンスである．これは大まかにいうと，拍動血流が流れることで生じる圧の変化と拍動血流の比である
- 特性インピーダンスは大動脈の近位部分におけるインピーダンスであり，大動脈基部の伸展性あるいは大動脈弁などに規定される

One Point Comment

- 例えば高齢者や高血圧患者では，大動脈基部において動脈の伸展性が低下する，あるいは有効大動脈径が小さくなるなどして心室からの血液の駆出に伴う圧上昇が急峻となり，これが脈圧（収縮期動脈圧と拡張期動脈圧の差）の上昇に寄与している

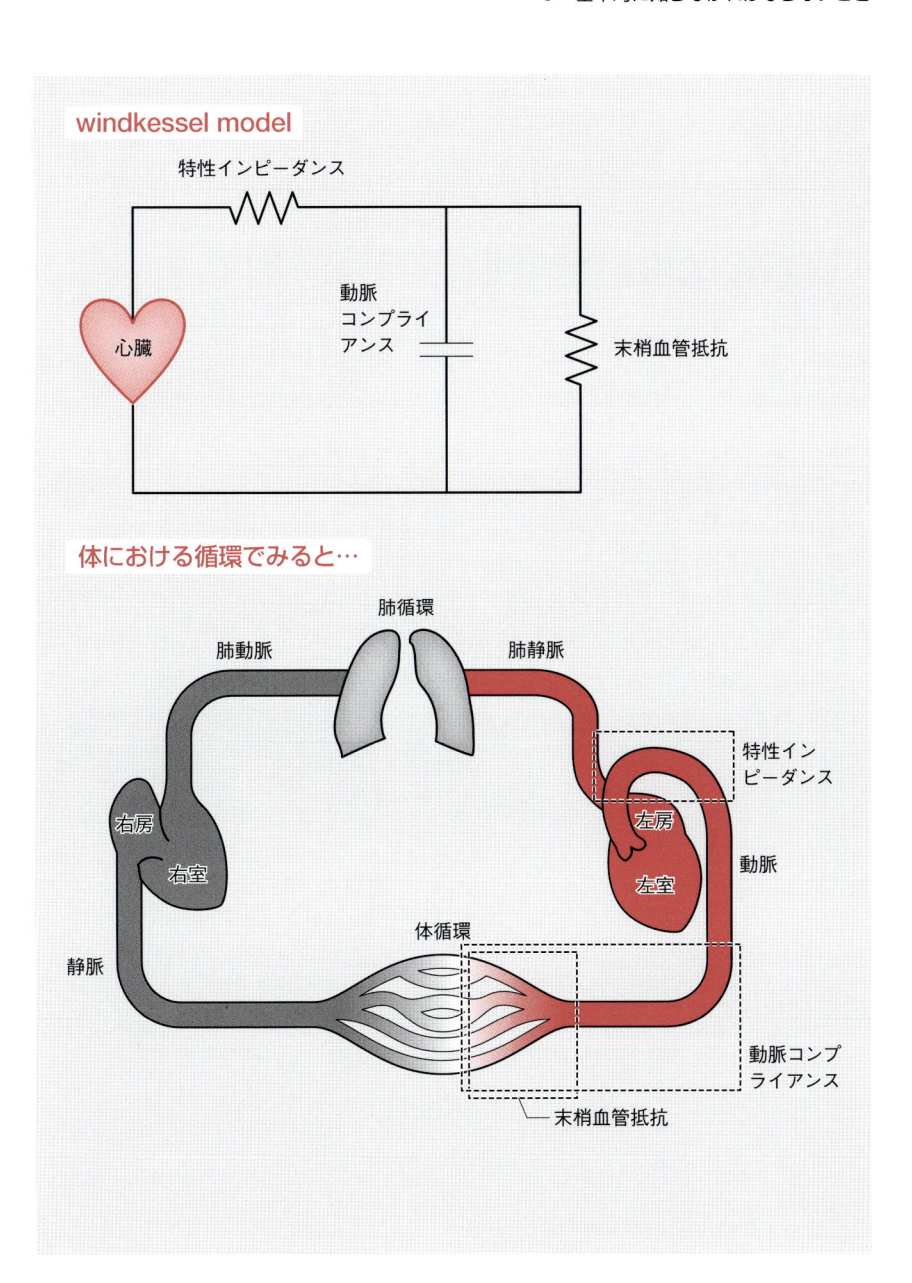

windkessel model

- 特性インピーダンス
- 心臓
- 動脈コンプライアンス
- 末梢血管抵抗

体における循環でみると…

- 肺循環
- 肺動脈
- 肺静脈
- 右房
- 右室
- 左房
- 左室
- 特性インピーダンス
- 動脈
- 静脈
- 体循環
- 動脈コンプライアンス
- 末梢血管抵抗

Ⅰ 基本的に知らなければならないこと

35

16

Wave reflection(反射圧波)とは？

- windkessel modelに加え，wave reflection(反射圧波)も考慮しなくてはいけない
- wave reflectionとは，心臓からの血液の拍出によって生じた駆動圧波が血管系を伝わり，反射して戻ってきたもので，血管内圧の上昇および血管の硬化などにより亢進する
- 高齢者では脈波伝播速度が上昇しているため，wave reflectionの出現するタイミングが早まり，これが収縮後期の駆動圧波に重なって収縮期動脈圧の絶対値の上昇につながり，心室にとっての負荷増大を招く
- 若年者では脈波伝播速度が遅いため，wave reflectionは大動脈弁閉鎖後に現れ，心室への負荷にはならない

I 基本的に知らなければならないこと

wave reflection（反射圧波）

正常（若年者）

大動脈弁閉鎖
wave reflection
大動脈圧

高齢者など

wave reflectionが収縮後期に
大動脈弁閉鎖
大動脈圧

ボールを壁に投げて戻ってくるタイミングで考える

正常（若年者）
軟らかいネットに向けて投げる

ボールを投げる
ネット（血管壁が軟らかい）

いったんネットで衝撃を吸収する時間があり，ボールが返ってくるのに時間がかかる

スピードも遅い

高齢者など
硬いコンクリート壁に向けて投げる

コンクリート壁（血管壁が硬い）

スピードは速い

硬い壁にボールを投げるとすぐにボールがはね返ってくる

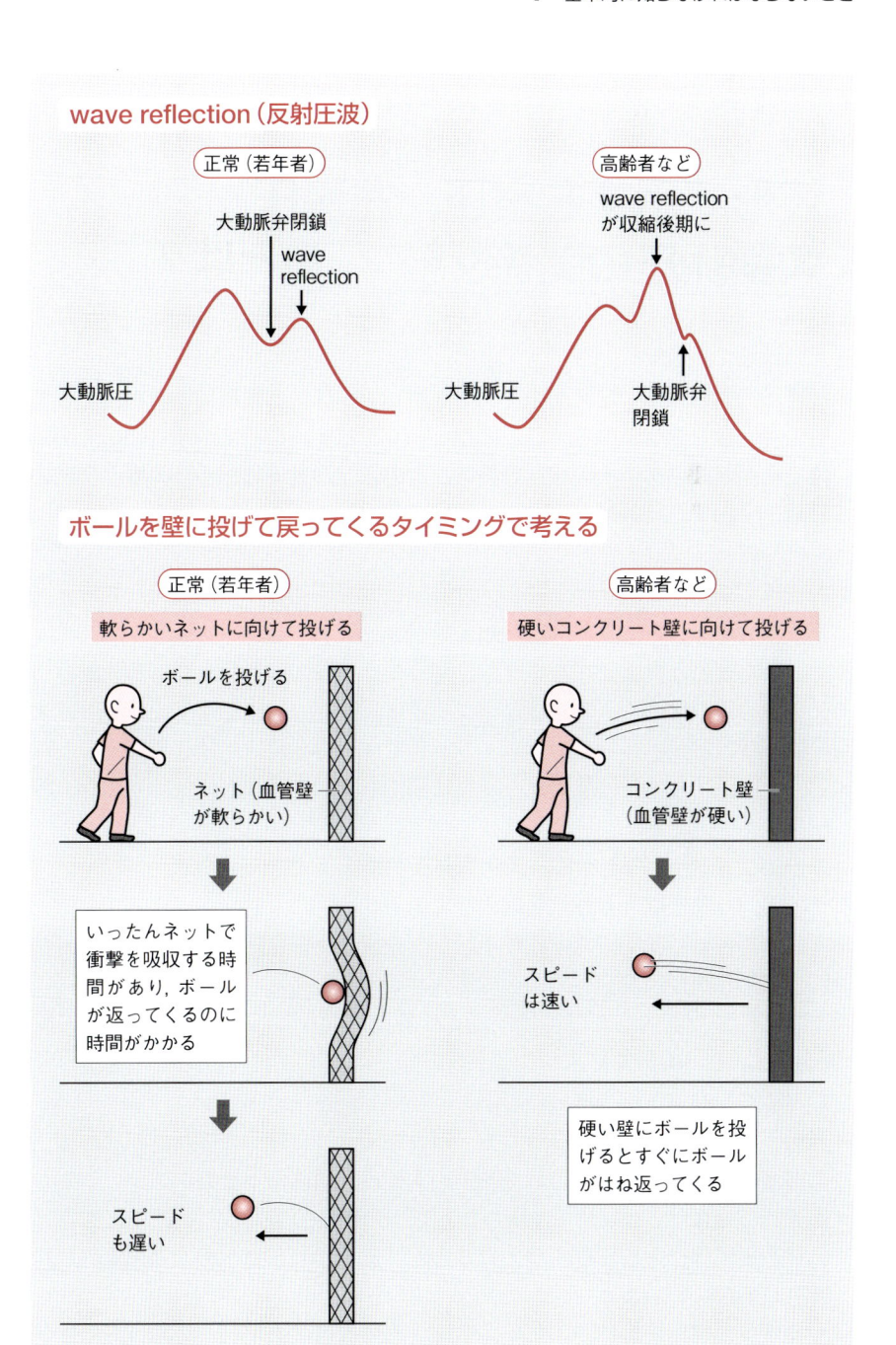

37

I

17

波形で示す左室圧，左房圧，大動脈圧の関係

➡左室圧，大動脈圧，左房圧の関係を理解していないと循環動態の評価，心機能の評価はできないので，ここにシェーマを示す．ここに示すものは，洞調律で心房収縮のある人の波形である．この圧波形をみながら，再度心周期の記載（Ⅰ-01，02参照）を思い浮かべてほしい

- 等容性収縮期に左室圧が上昇し，大動脈圧を上回ると，大動脈弁が開き，左室から大動脈への血液の駆出が始まる①
- しばらくすると動脈圧が左室圧を上回るが，慣性力により左室から大動脈への血液の流れは続く．つまり左室流出路において，駆出血流の血流速度は大動脈圧が左室圧と等しくなるポイントまでは上昇を続け，ここでピークとなる．動脈圧＞左室圧となると，次第に駆出血流の血流速度は低下するが，駆出は続くのである②
- ついに血流速度が0となると大動脈弁が閉鎖する③
- その後，左室圧は等容性弛緩期の間に低下する④
- 左室の等容性弛緩期に左室圧が下行し，左房圧＞左室圧となると，僧帽弁が開放して左房から左室への血液の流入が始まる⑤
- 左室に血液が流入し左室容積が増大するにもかかわらず，左室弛緩と左室elastic recoilの影響により僧帽弁開放後もしばらく左室圧は低下を続けるが，すぐに左室圧は上昇に転じる⑥
- 左房圧より左室圧が大となっても，慣性力によりしばらくは左房から左室への血液の流入は続くが，当然，左室流入血流速度は低下する⑦
- 最終的に速度が0となり，左房から左室への血液の流入はいったん止まる⑧
- 心房収縮に伴い左房圧が再度上昇すると，左房から左室への血液の流入が再開される⑨
- 左室圧＞左房圧となると，また左室流入血流速度は低下し，等容性収縮期の

I 基本的に知らなければならないこと

左室圧,左房圧,大動脈圧の関係

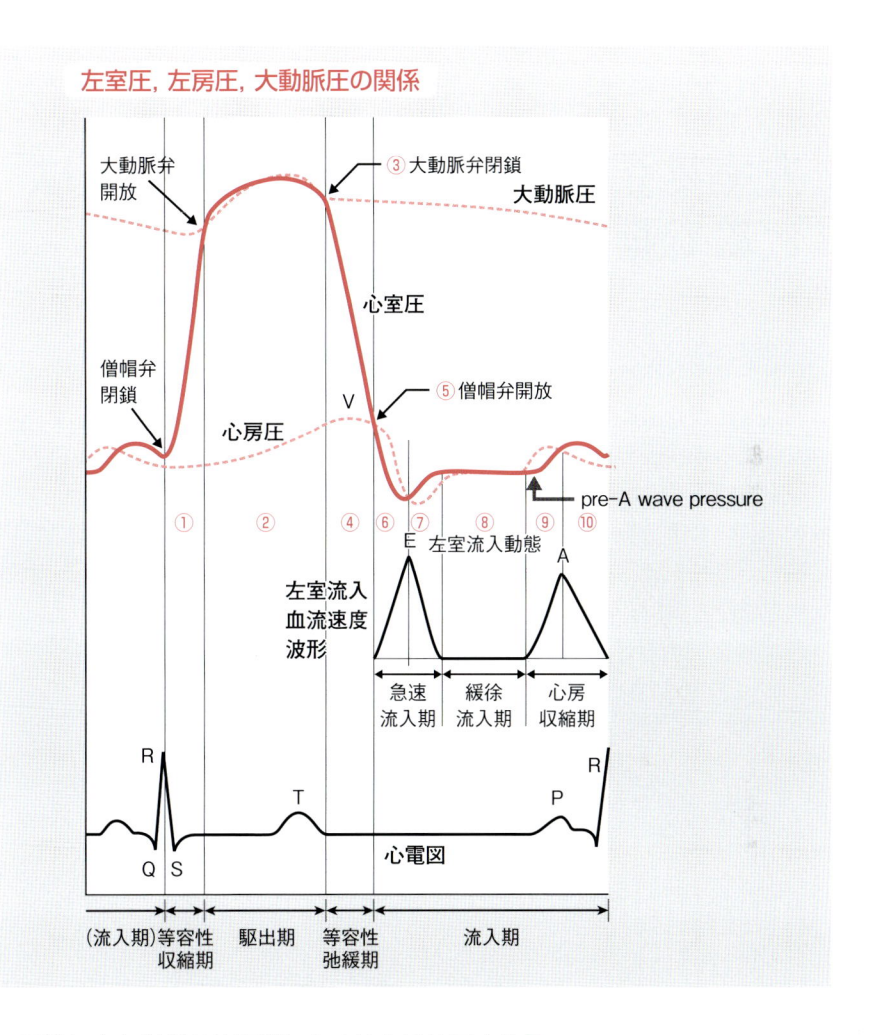

開始により僧帽弁は閉鎖し左室流入は終了する⑩

- 僧帽弁が閉鎖して左室が等容性収縮期,駆出期,等容性弛緩期の時相を経ている間,左房には肺静脈から血液の流入が続いているので,左房圧は上昇を続ける(①〜④)
- 平均左房圧と左室拡張末期圧は正の相関関係にあるが,値は異なる.左室拡張期圧の中で平均左房圧に最も近い値は心房収縮直前の左室圧(pre-A wave pressure)である

18 左室拡張末期圧，左室収縮末期圧はどこで測定するのか？

- 拡張末期圧は心室が等容性収縮を開始する直前の左室圧，つまり心房収縮後に左室圧が低下して等容性収縮により再上昇する"谷"の位置の左室圧を指す
- 左室拡張末期圧を心電図のR波の時相で計測するのは誤りである
- 収縮末期圧は大動脈弁が閉鎖する時相の圧である
- 前項（I-17）の圧波形で示すと，左室収縮期圧がピークを迎えた後で低下に転じ，これに続いて大動脈弁が閉鎖する．つまり左室収縮末期圧は収縮期最大左室圧と異なる
- 収縮期最大動脈圧から左室収縮末期圧を求める場合，収縮期最大動脈圧×0.9として近似させる

I　基本的に知らなければならないこと

左室拡張末期圧と左室収縮末期圧

- 収縮期最大圧
- 収縮末期圧
- 大動脈圧
- 左室圧
- 拡張末期圧

心電図（R, Q, S, T）

左室拡張末期圧：
等容性収縮を開始する直前R波の時相で計測するのは誤り

左室収縮末期圧：
大動脈弁が閉鎖する時相

41

I

19 心周期における左室，左房の容積の変化

- 左室は拡張末期の時相から等容性収縮期を経て駆出期になると，駆出血液量に相当する容積の減少を認める①
- 収縮末期後には等容性弛緩期があり，その後に僧帽弁が開放すると左房からの血液の流入により容積が増大する．ここが急速流入期と呼ばれる時相である②
- 急速流入期の後，左室圧と左房圧がほぼ等しく，僧帽弁は開放しているもののほとんど左室への血液の流入のない緩徐流入期を経て，心房収縮に伴い，再度左房からの血液の流入により容積増大が認められ，拡張末期の時相に戻る③
- 僧帽弁が閉鎖して，左室が拡張末期の時相から等容性収縮期，駆出期，等容性弛緩期の時相にある間は，左房は肺静脈からの血液の流入により容積が増大する④．その後，僧帽弁が開放して左房から左室への血液の流入が始まると容積が減少する．これは心房収縮期まで続く⑤

左室と左房の容積の変化

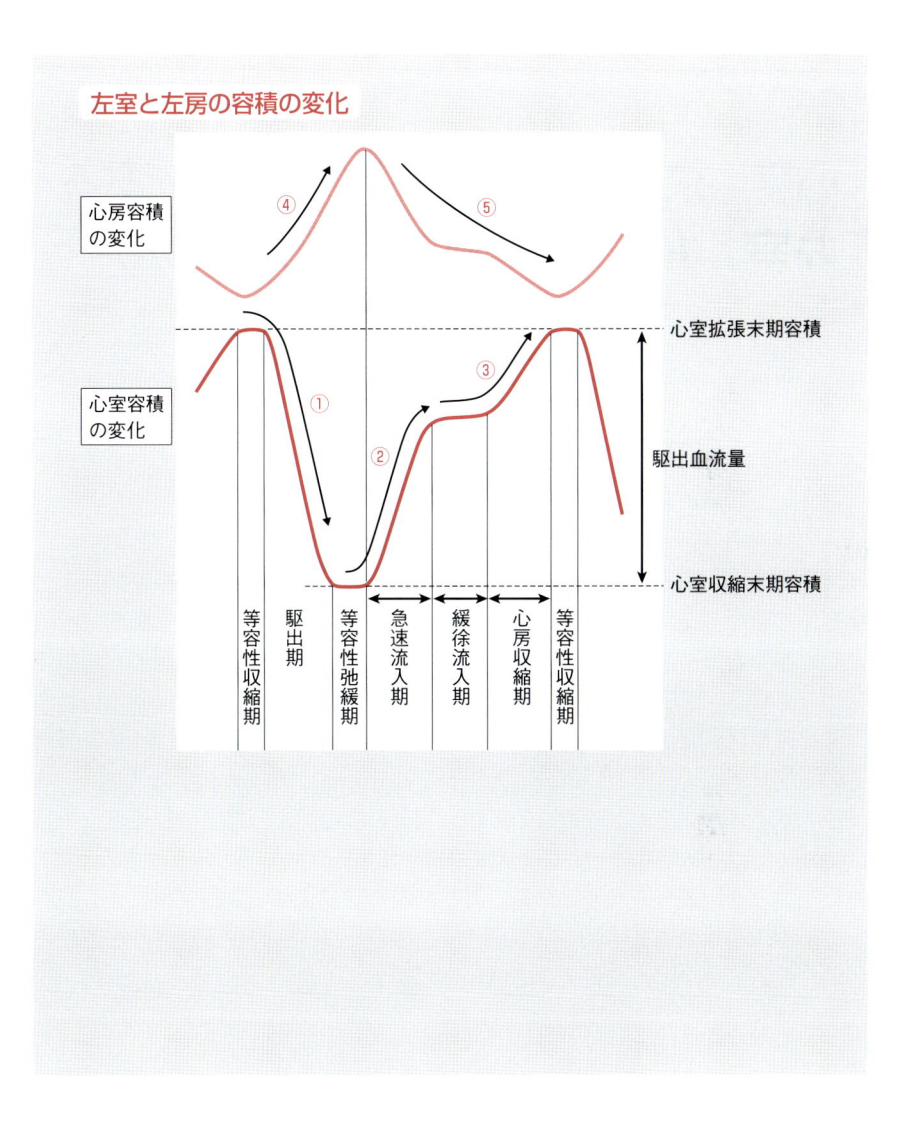

心房容積の変化

心室容積の変化

心室拡張末期容積

駆出血流量

心室収縮末期容積

等容性収縮期 | 駆出期 | 等容性弛緩期 | 急速流入期 | 緩徐流入期 | 心房収縮期 | 等容性収縮期

20 心臓に求められる仕事の最終成果である心拍出量の求め方(熱希釈法, Fick法)

➡ 心拍出量は一回拍出量×心拍数で求められる. つまり1分間の駆出血液量である. これを求めるうえで確立された方法として熱希釈法とFick法がある

熱希釈法

- 熱希釈法による心拍出量測定はSwan-Ganzカテーテルを挿入して行う
- 右房のあたりに開口するルートから冷水を注入し, その先の肺動脈内に留置してあるカテーテル先端の温度センサーで血液温度の変化を記録して, 血流量を求める. 図のB地点における注入した冷水の熱量と, ここに到達した血液の熱量の和が, A地点における血液の熱量に等しいことによる(熱量保存の法則)
- 注入する水の温度と血液温度の差が大であるほど測定誤差は少なくなる. したがって, 注入する水は氷冷したものを用いる
- ただし, 血流が一方向性であることが熱希釈法による測定が信頼できる前提である. 心疾患患者, とくに重症心不全患者では三尖弁逆流を伴うことが多く, このような場合, データの信頼性が劣る

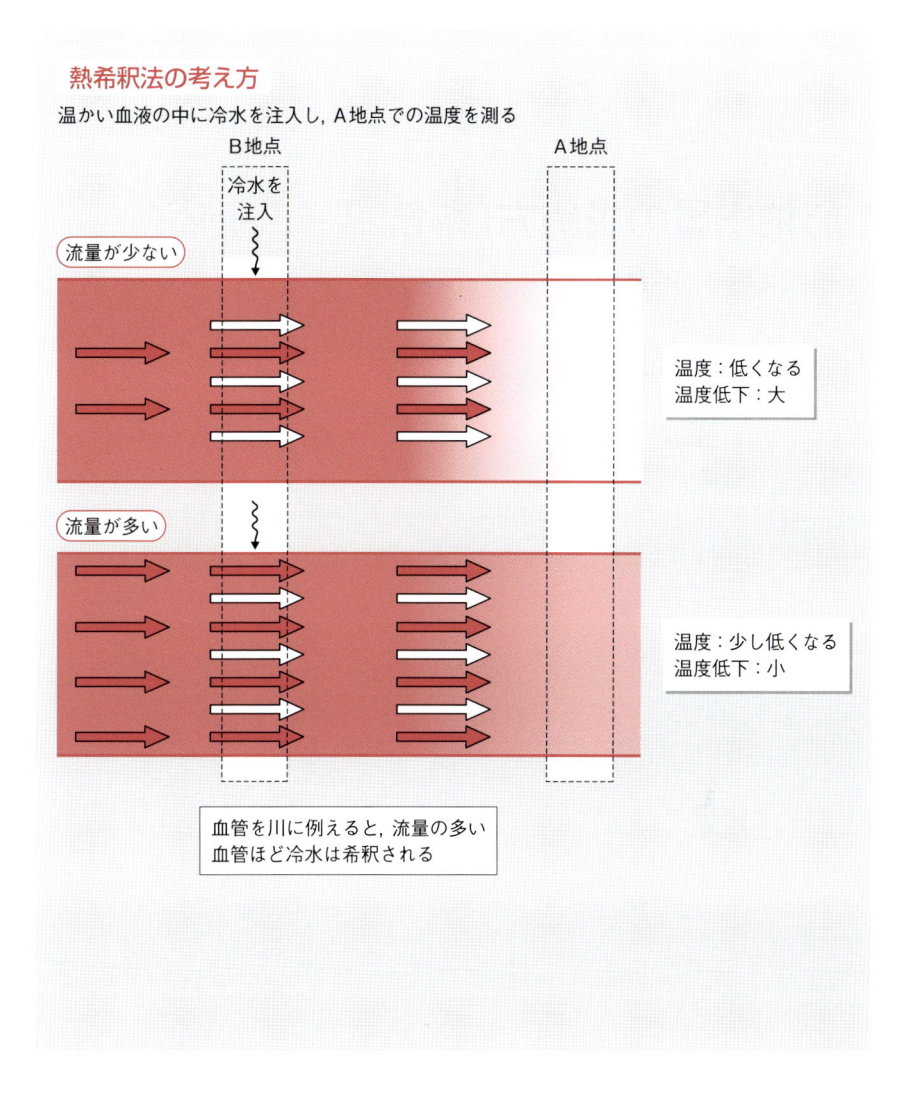

Ⅰ 基本的に知らなければならないこと

熱希釈法の考え方

温かい血液の中に冷水を注入し，A地点での温度を測る

B地点　　　　　　　　A地点

冷水を注入

流量が少ない

温度：低くなる
温度低下：大

流量が多い

温度：少し低くなる
温度低下：小

血管を川に例えると，流量の多い血管ほど冷水は希釈される

45

Fick法

- 「ある器官が摂取または除去した物質の量は，そこに流入する動脈血とそこから流出する静脈血における物質の濃度の差と血流量の積である」という原理を利用したものがFick法である
- 肺における1分間のO_2摂取量＝1分間の体内のO_2消費量＝（動脈血O_2含量－混合静脈血O_2含量）×心拍出量　という関係を利用し，

$$\frac{（肺に吸収された O_2）}{（1.36×血中ヘモグロビン濃度）×（動脈血 O_2 含量－混合静脈血 O_2 含量）}$$

として心拍出量を求める．
- O_2摂取量は呼気ガス分析を同時に施行しなければ求めることができないので，熱希釈法に比べ手間を要する
- 体表面積，年齢から標準的O_2消費量を求めて代用する方法もあるが，当然のことながら正確さに欠ける

- かつては熱希釈法と同じ原理で色素希釈法が行われていたが，熱希釈法に比べ装置が煩雑であり，最近では行われることはほとんどない

I 基本的に知らなければならないこと

Fick法の考え方

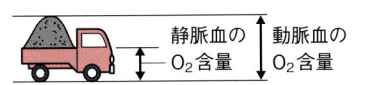

積み荷の高さが動脈血O_2含量と静脈血O_2含量の差
（つまり末梢臓器に配ってくるO_2量に相当）

トラック台数が拍出量に相当すると考えると…
- トンネルの高さが動脈血O_2含量
- トラックの荷台の高さが静脈血O_2含量

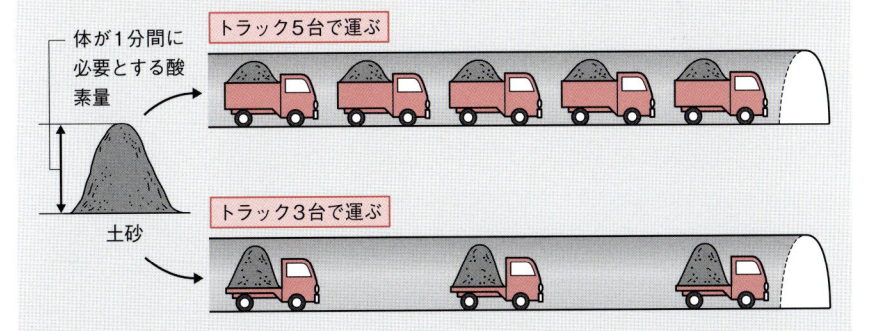

体が1分間に必要とする酸素量

土砂

トラック5台で運ぶ

トラック3台で運ぶ

ある量の土砂を運ぶ際に，多くのトラックで運ぶと1台あたりの量（動脈血O_2含量と静脈血O_2含量の差に相当）が小さくなるが，トラックの台数が少ないと（拍出量が少ないと）1台あたりの量が多くなる．したがって，動脈血O_2含量と静脈血O_2含量の差が大の場合，有効心拍出量が低下していると理解できる．一般的に動脈血のO_2含量は一定レベルで保持されるので，心拍出量が低下すると静脈血O_2含量が低下する

II

01

一回拍出量や心拍出量で収縮機能を評価できるのか？

- 心拍出量は，一回拍出量×心拍数 として求められることから，心拍数の影響を受ける．心拍数は収縮機能と必ずしも関連しないため，心拍出量から収縮機能を評価することは容認されない
- 一回拍出量と前負荷（心室拡張末期容積）の間には右図上に示すFrank-Starlingの法則がある．心室の機能が変わらなくとも，前負荷が変化すると一回拍出量が変化する
- 一回拍出量と後負荷の間には右図下に示すような負の関係が存在する．心室の機能が変わらなくとも，後負荷によって一回拍出量は変化する
- 一回拍出量は前負荷，後負荷に左右されるが，一回拍出量と前負荷の関係，一回拍出量と後負荷の関係には収縮機能が反映される
- 収縮機能が低下すると，一回拍出量と前負荷あるいは後負荷の関係が図のAの曲線からBの曲線のように変化する．収縮機能が低下していると，前負荷の増大に対する一回拍出量の増加は小となり，後負荷増大に伴う一回拍出量の低下は大となる
- 収縮機能が低下している患者における左室拡大は，一回拍出量を維持するための代償機転であり，逆の見方をすると，左室拡大が顕著な症例ではそれだけ収縮機能が低下していることが推察される

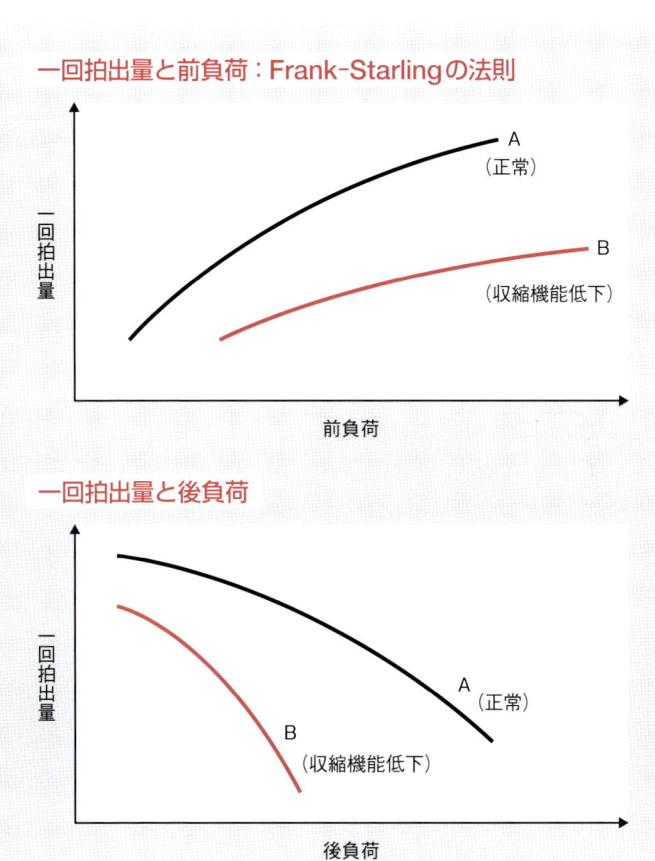

Ⅱ 心機能，血管機能をどのように評価するか

一回拍出量と前負荷：Frank-Starlingの法則

縦軸：一回拍出量／横軸：前負荷
- A（正常）
- B（収縮機能低下）

一回拍出量と後負荷

縦軸：一回拍出量／横軸：後負荷
- A（正常）
- B（収縮機能低下）

II 02

圧−容積関係とは？

- 心室の一周期における圧力と容積の変化を示すものである
- Ⅰ-17，19において心室の圧，容積の時系列変化を2次元で示したが，この情報を合わせ，時間軸の情報を省いて示したものである
- 右図のAが拡張末期に該当する
- AからBに向かう過程が等容性収縮期①である
- BからCに向かう過程が駆出期②である
- Cは収縮末期に該当する
- CからDに向かう過程が等容性弛緩期③である
- DからAに向かう過程が流入期④である

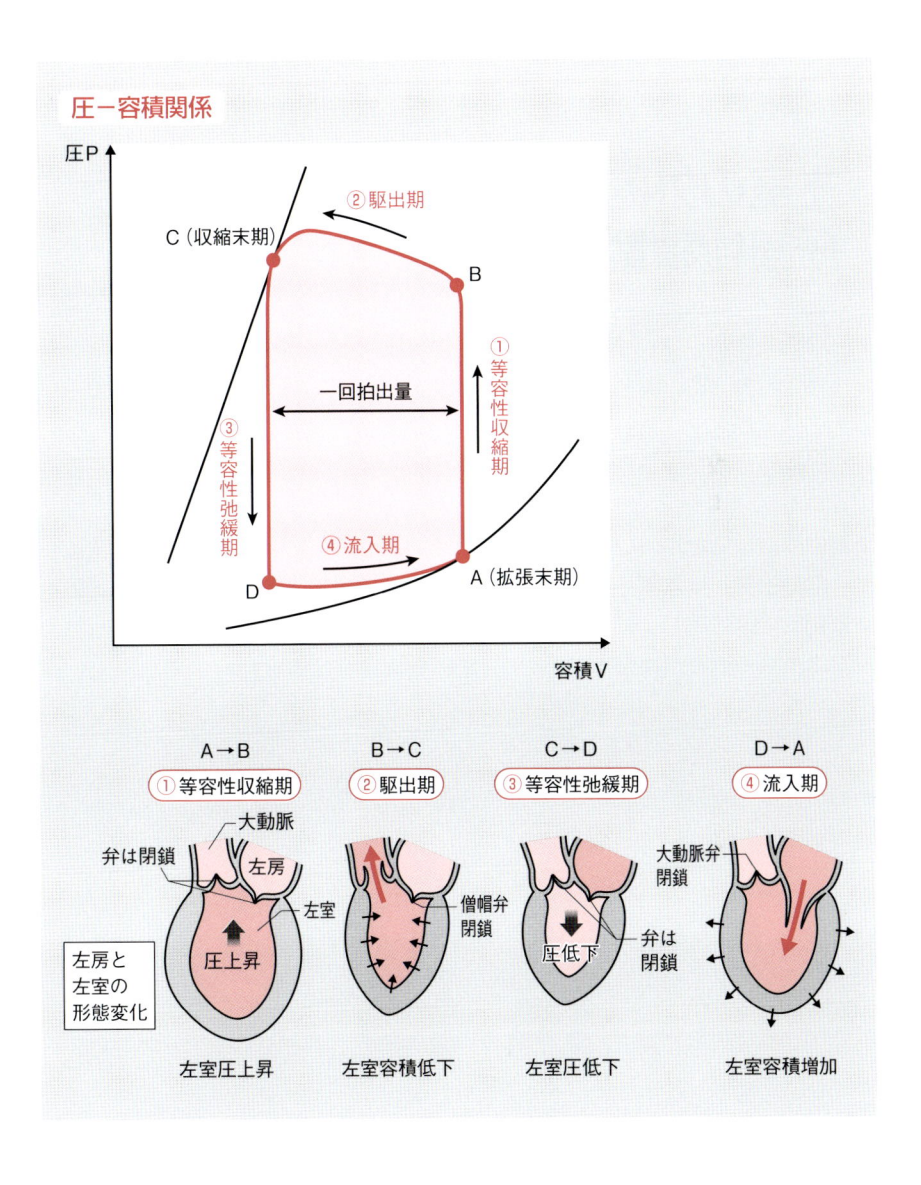

II 心機能，血管機能をどのように評価するか

圧−容積関係

図：圧−容積関係の模式図

圧P軸と容積V軸のグラフ
- C（収縮末期）
- B
- A（拡張末期）
- D
- ②駆出期
- ①等容性収縮期
- ③等容性弛緩期
- ④流入期
- 一回拍出量

左房と左室の形態変化

A→B	B→C	C→D	D→A
①等容性収縮期	②駆出期	③等容性弛緩期	④流入期
弁は閉鎖、大動脈、左房、左室、圧上昇	僧帽弁閉鎖	大動脈弁閉鎖、弁は閉鎖、圧低下	大動脈弁閉鎖
左室圧上昇	左室容積低下	左室圧低下	左室容積増加

51

II-03 左室の外的仕事量 一回仕事量とは？

- Ⅰ-13において心臓の"外的仕事"量に触れたが，左室圧－容積関係のループ内の面積が左室の外的仕事量に該当し，これを一回仕事量と呼ぶ
- この面積が増加することが仕事量，つまりエネルギー消費量の増加に結びつく
- 高血圧になるとループの縦軸の値が増加し，エネルギー消費量が増加する
- 一回拍出量が増加すると横軸の値が増加し，エネルギー消費量が増加する
- 運動時には血圧も上昇し，一回拍出量も増加する．そのため，心臓におけるエネルギー消費量が増大する

Ⅱ 心機能,血管機能をどのように評価するか

一回仕事量とは…

一回仕事量＝ループの面積

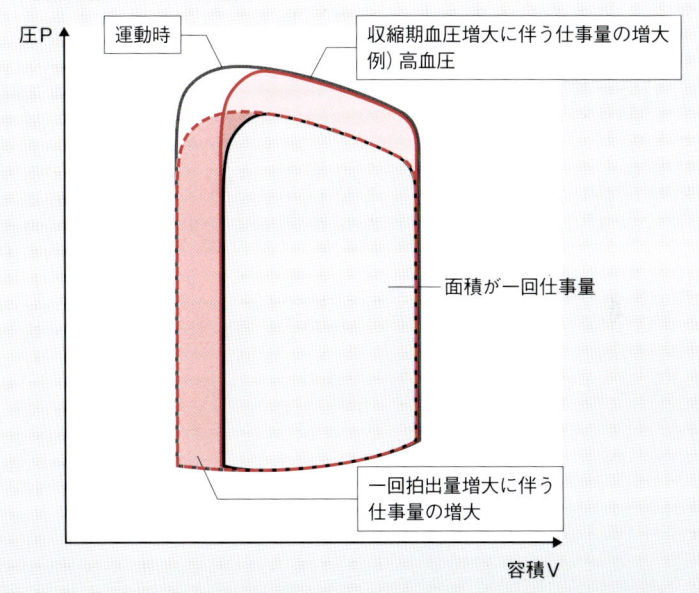

圧P / 容積V

運動時

収縮期血圧増大に伴う仕事量の増大
例）高血圧

面積が一回仕事量

一回拍出量増大に伴う仕事量の増大

04

前負荷，後負荷を変化させると圧－容積関係はどのように変化するのか？

- 心室の機能そのものが変化しなければ，急性の後負荷や前負荷の変化に伴い，圧－容積ループは図のように変化する．臨床的には，心機能に影響を与えず，前負荷を短時間で低下させる方法として，以前よりバルーンを用いた下大静脈閉塞法が用いられている
- 収縮末期の点を結ぶと直線に近似できる．これを収縮末期圧－容積関係と呼ぶ
- 拡張末期の点を結ぶと下に凸の曲線に近似できる．これを拡張末期圧－容積関係という

Ⅱ　心機能，血管機能をどのように評価するか

前負荷と後負荷の変化

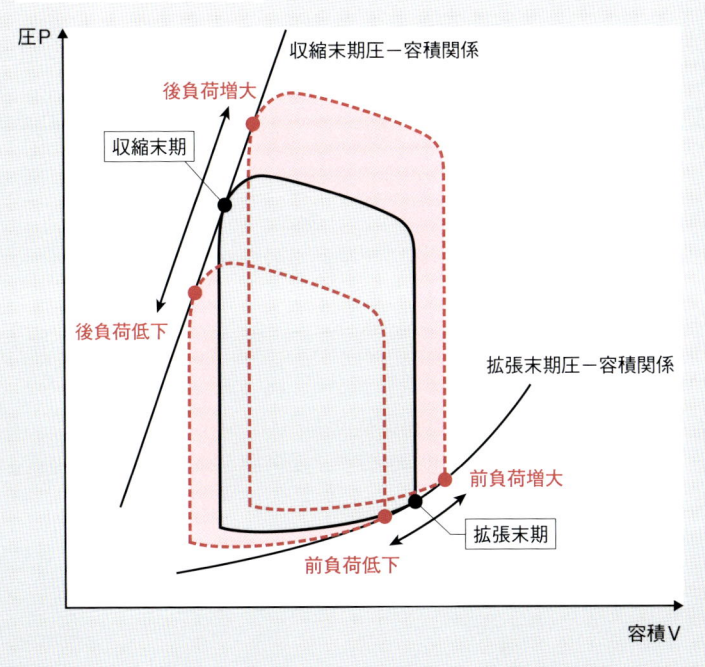

II-05 左室外からの圧排の影響を圧−容積関係で考える

- 拡張期左室容積の変化を伴わず，拡張期左室圧が上昇する原因として左室外からの圧排がある
- Ⅰ-12で述べたように，外圧による影響が心嚢液貯留や収縮性心膜炎などによって大となると，左室拡張期圧−容積曲線の傾きは変化しない．つまりスティフネスなど左室壁そのものの機能は変化せずに，この曲線が上方にシフトし，拡張期左室容積の変化は伴わずに拡張期左室圧だけが上昇する
- 右房圧はpericardial pressureを反映する指標とされている

Ⅱ　心機能，血管機能をどのように評価するか

左室外からの圧排の影響

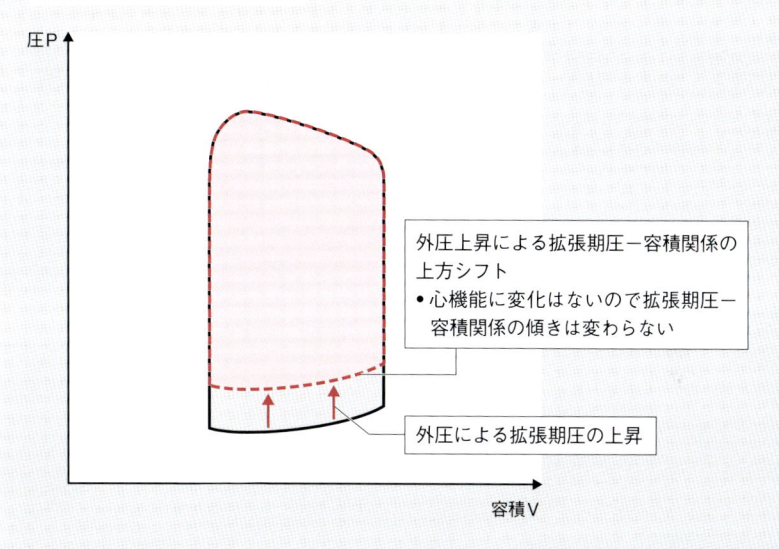

外圧上昇による拡張期圧－容積関係の上方シフト
- 心機能に変化はないので拡張期圧－容積関係の傾きは変わらない

外圧による拡張期圧の上昇

左室拡張期圧が上昇する例

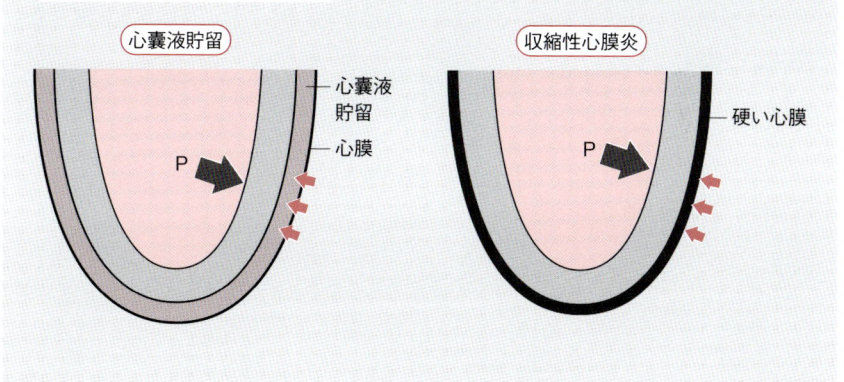

心嚢液貯留

心嚢液貯留
心膜

収縮性心膜炎

硬い心膜

06 収縮性が低下すると圧－容積関係はどうなるのか？

- 拡張型心筋症など左室収縮機能が低下する疾患では，一回拍出量の低下がなくとも左室拡張末期容積拡大が起きているため，安静時の圧－容積ループは右にシフトしている
- 収縮末期圧－容積関係は，健常者(A)に比べ，拡張型心筋症など左室収縮機能が低下している症例(B)では，その傾きが小さくなっている．強心薬を投与すると，その傾きが大きくなることも確認されている
- 収縮末期圧－容積関係の傾きは収縮性を評価する信頼性のある指標とされ，end-systolic elastance(Ees)と呼ばれている
- 一回拍出量のように前負荷や後負荷に影響を受ける指標と異なり，Eesは前負荷や後負荷を変化させたうえで得られる指標なので，これらの影響を受けにくいとされている

収縮性が低下しているときの圧-容積関係

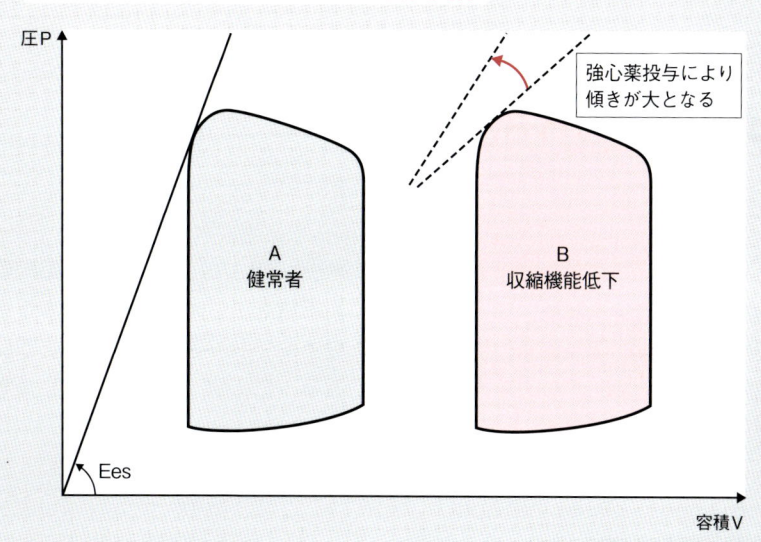

図中ラベル:
- 圧P
- Ees
- A 健常者
- B 収縮機能低下
- 強心薬投与により傾きが大となる
- 容積V

収縮末期の圧-容積関係の傾き
↓
end-systolic elastance (Ees)

07 End-systolic elastance(Ees)は何を表わしているのか？

➡ 圧－容積関係とは何を表すか？ 風船を連想していただきたい．風船内の容積が同じ場合，より硬いゴムでできている風船を広げる場合には，より強い圧力をかける必要がある．容積が大きくなるにつれ，硬いゴムでできている風船ほど，必要とされる圧力はより大である．このような関係を示したものが圧－容積関係である

- end-systolic elastance(Ees)が大ということは，収縮末期の心筋組織がより硬いことを意味している．つまりEesは収縮末期の心室組織の硬さの指標である
- 収縮末期に心筋組織が硬くなるということは，それだけ収縮性が強いことを表している．同じように拳を握っても，握力の強い人の拳ほど硬い

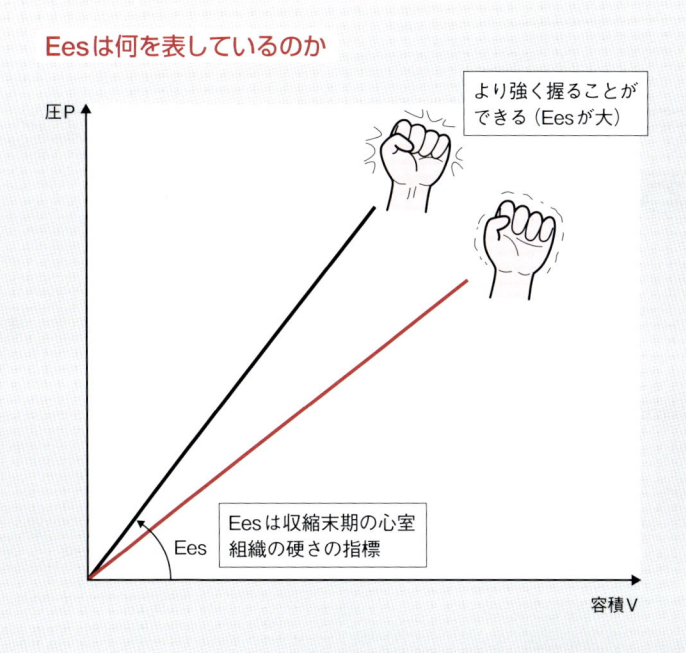

Eesは何を表しているのか

圧P

より強く握ることができる（Eesが大）

Eesは収縮末期の心室組織の硬さの指標

容積V

ID
08

スティフネス/コンプライアンスと左室拡張末期容積の関係

- 拡張機能を構成する要素の中でelastic recoilや弛緩能は，拡張末期圧－容積関係には直接的には反映され難い
- 拡張末期圧－容積関係であるからこそ評価できるのが，スティフネス/コンプライアンスである
- ΔV/ΔPがコンプライアンス，ΔP/ΔVがスティフネスである
  ΔV：拡張期における容積の増加　ΔP：拡張期における圧の上昇
- ΔV/ΔPはoperative complianceと呼ばれ，拡張末期圧－容積曲線の接線の傾きの逆数に該当する．心室の拡張末期圧－容積曲線は下に凸で，右上がりとなる．この曲線の形態に変化がなくとも心室容積が増大すると接線の傾きは図のA→Bのように大となり，operative complianceは低下する

左室拡張末期容積の変化に伴うoperative complianceの変化

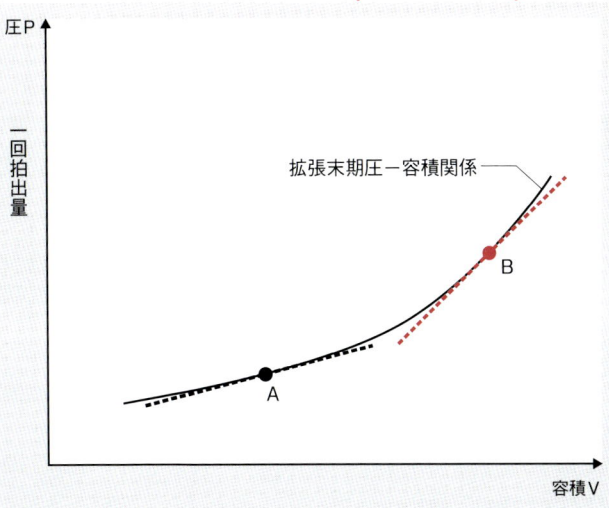

圧P / 一回拍出量

拡張末期圧−容積関係

A

B

容積V

ΔV/ΔPをoperative complianceと呼び，拡張末期圧−容積曲線の接線の傾きの逆数である．心室容積が増えると（A→B），operative complianceは低下する

拡張末期圧−容積関係は何を表わす？

- 収縮末期圧−容積関係（Ees）が収縮末期の左室の硬さを表わすのと同じように，拡張末期圧−容積関係は拡張末期の左室の硬さを表す
- すでに能動的な弛緩が終了して，心室容積が受動的に拡大される時相となっている，拡張末期の状態の心室の特性を反映している拡張末期圧−容積関係は，完全に弛緩した心室の硬さを反映している
- 心室の特性としてのスティフネス，つまり"硬さ"を評価する場合，拡張末期心室圧−容積関係を指数関数に近似させてスティフネス定数を求める．以下の式は近似に用いられる式の一例であるが，この中のβがスティフネス定数に該当する．スティフネス定数が変化する要因としては，心室の線維化亢進，心筋細胞肥大などが挙げられる

    心室圧＝$P_o+\alpha(e^{\beta V}-1)$

    V：心室容積
- 拡張期の左室が硬くなる，つまりスティフネスが亢進している（コンプライアンスが低下している）状態ではβが大となり，拡張末期圧−容積関係の傾きが右図のA→Bのように急峻になる
- 拡張早期には弛緩が完全に終了していないので，拡張期圧−容積関係と拡張末期圧−容積関係は完全に一致はしない

Ⅱ　心機能，血管機能をどのように評価するか

拡張末期圧－容積関係

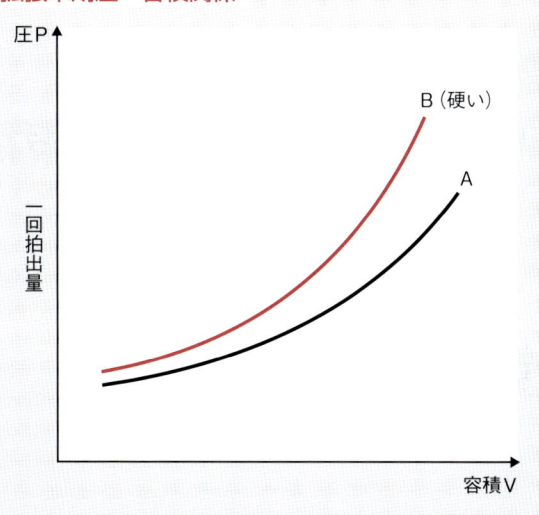

B（硬い）
A

圧P
一回拍出量
容積V

拡張末期圧－容積曲線の傾きは左室の硬さを表す．スティフネスが亢進している（硬い）状態では傾きがA→Bのように急峻になる．したがって左室容積増大に伴う左室圧上昇が顕著となる

拡張期圧－容積関係と拡張末期圧－容積関係の違い

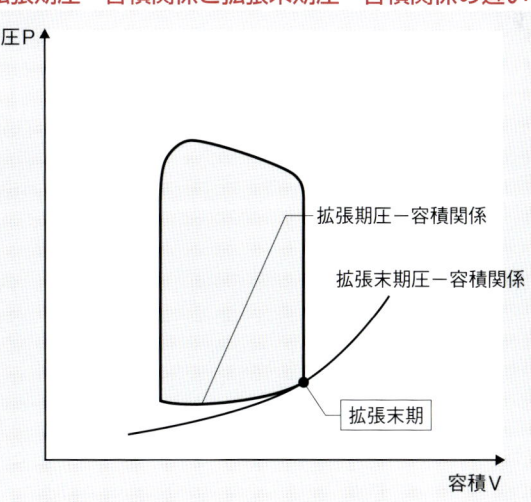

圧P
拡張期圧－容積関係
拡張末期圧－容積関係
拡張末期
容積V

65

II

10 圧-容積関係で考える

収縮障害がある場合，血圧が上昇するとどうなるのか？

➡右図Aに比べ右図Bの心室はEesの値が小，つまり左室収縮性が低下している左室である．ともに左室拡張末期容積，一回拍出量，収縮期圧，拡張末期圧－容積関係は同じであると仮定する．ここで，両者で同じ程度に収縮期圧が上昇（ΔP）すると，一回拍出量を維持するために左室はどのように挙動するか？

- 一回拍出量を維持するためには図Bの条件では左室収縮末期容積がより大きくならざるを得ない
- すると図Aに比べて左室拡張末期容積もより大きくなるので，左室拡張末期圧もより高くなる．つまり収縮性が低下している左室ほど，血圧上昇の影響が大となる

Ⅱ 心機能，血管機能をどのように評価するか

A：収縮期圧がΔP上昇したとき

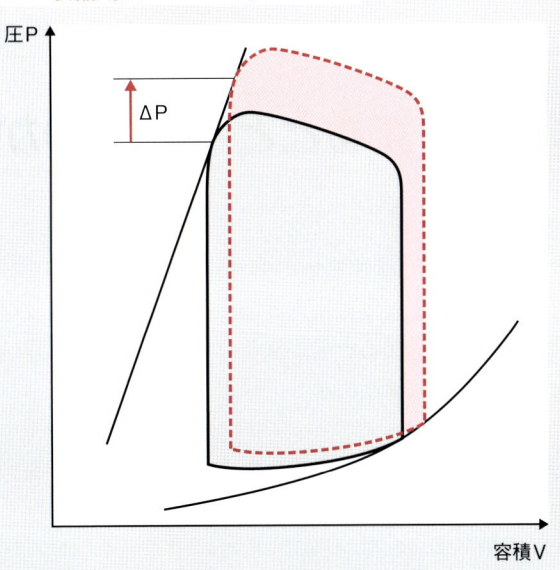

圧P
ΔP
容積V

B：Eesが小で，収縮期圧がΔP上昇したとき

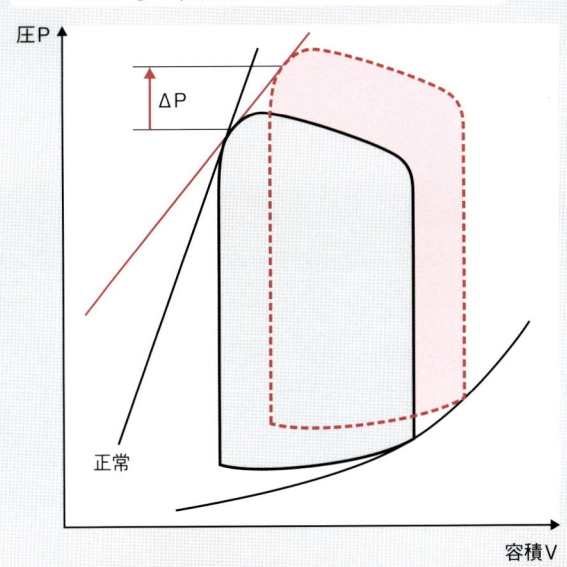

圧P
ΔP
正常
容積V

11 圧−容積関係で考える

収縮障害がある場合，血圧が低下するとどうなるのか？

➡右図Aに比べ右図Bの心室はEesの値が小，つまり左室収縮性が低下している左室である．ともに左室拡張末期容積，一回拍出量，収縮期圧，拡張末期圧−容積関係は同じであると仮定する．ここで，両者で同じ程度に収縮期圧を低下させると，左室はどのように挙動するか？

- 図Aに比べ図BではEesが小であるため，左室収縮末期圧低下に伴う収縮末期容積減少が大となる
- 左室拡張末期容積に変化がなければ，Eesが小である図Bの左室のほうが血圧低下に伴い，期待される一回拍出量の増加は大きくなる
- 一回拍出量が維持された状態であれば，Eesが小である図Bの左室のほうが血圧低下に伴い，期待される左室拡張末期容積および左室拡張末期圧の低下は大きくなる
- つまり収縮性が低下している左室ほど，血圧低下がより血行動態によい影響をもたらす

One Point Comment

- 現実の臨床現場では，血圧だけを低下させる薬剤はなく，多くの薬剤は前負荷低下作用を有する．すると相加的に前負荷が低下して，一回拍出量が極度に減少する場合がある．重篤な場合はショックに陥ってしまう．これは収縮予備能（後述）の低い心臓で起こりやすい．ここでは，理解を容易にするために1因子のみが変化した場合を記載しているが，実際の臨床現場では複数の因子が同時に動くので注意すること

Ⅱ 心機能，血管機能をどのように評価するか

A：収縮期圧がΔP低下したとき

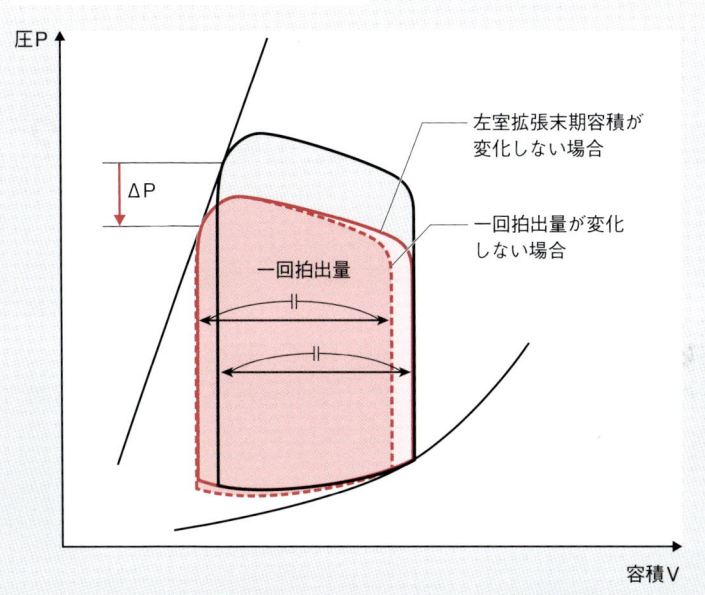

- 左室拡張末期容積が変化しない場合
- 一回拍出量が変化しない場合
- 一回拍出量

B：Eesが小で，収縮期圧がΔP低下したとき

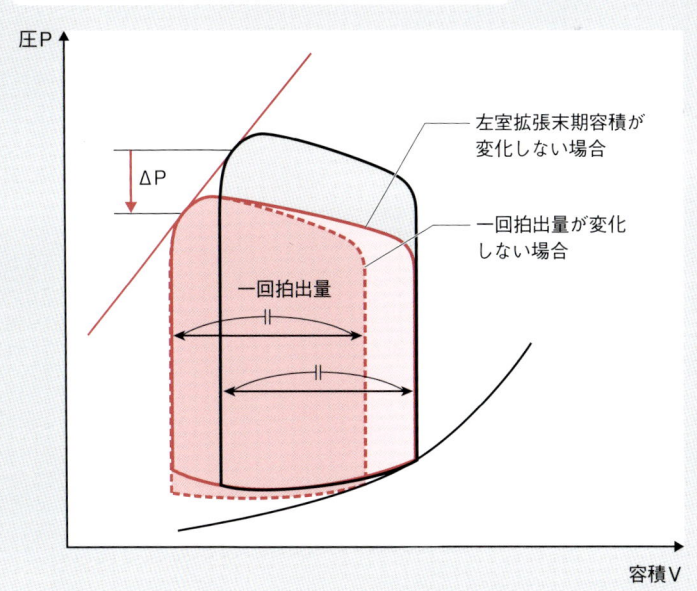

- 左室拡張末期容積が変化しない場合
- 一回拍出量が変化しない場合
- 一回拍出量

II

12 圧−容積関係で考える

スティフネスが亢進している場合，血圧が上昇するとどうなるのか？

➡ 右図Aに比べて右図Bの左室は拡張末期圧−容積関係の傾きが大，つまり左室スティフネスが亢進している状態にある．ともに左室拡張末期容積および拡張末期圧，一回拍出量，収縮期圧，収縮末期圧−容積関係は同じであると仮定する．ここで，両者で同じ程度に収縮期圧が上昇すると（ΔP），一回拍出量を維持するために左室はどのように挙動するか？

- 一回拍出量を維持するためには図A，Bとも左室拡張末期容積が同程度に拡大せざるを得ない
- すると図Aに比べ図Bでは拡張末期容積増大に伴う拡張末期圧上昇が大となる
- つまり左室スティフネスが亢進/コンプライアンスが低下している左室ほど，血圧上昇の影響が大となる

Ⅱ 心機能，血管機能をどのように評価するか

A：収縮期圧がΔP上昇したとき

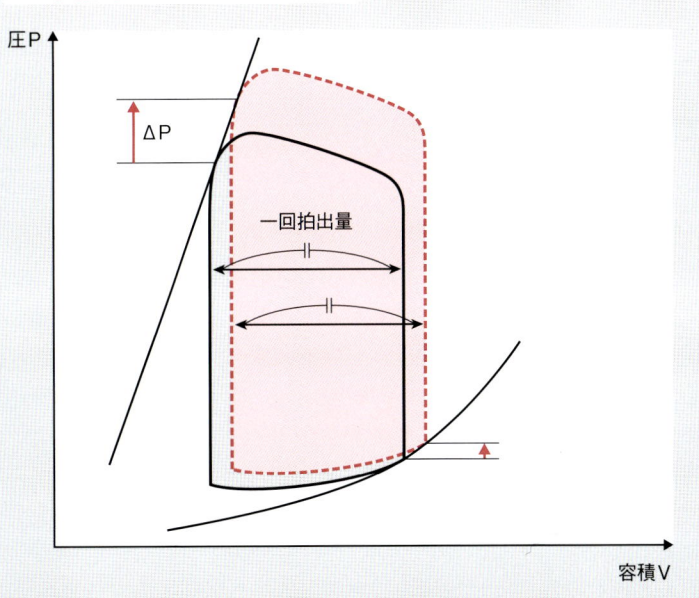

圧P / ΔP / 一回拍出量 / 容積V

B：左室スティフネスが亢進している状態で，収縮期圧がΔP上昇したとき

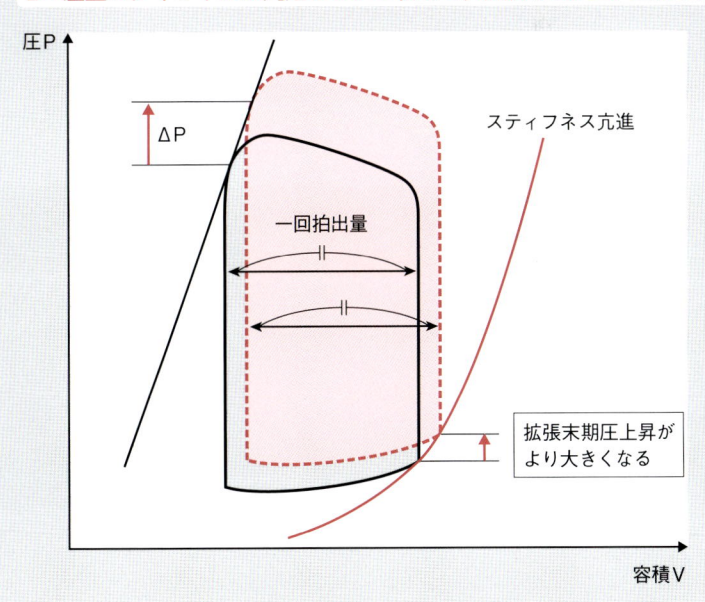

圧P / ΔP / 一回拍出量 / スティフネス亢進 / 拡張末期圧上昇がより大きくなる / 容積V

II

13 圧−容積関係で考える

スティフネスが亢進している場合，血圧が低下するとどうなるのか？

➡ 右図Aに比べて右図Bの左室は拡張末期圧−容積関係の傾きが大，つまり左室スティフネスが亢進している状態にある．ともに左室拡張末期容積および拡張末期圧，一回拍出量，収縮期圧，収縮末期圧−容積関係は同じであると仮定する．ここで，両者で同じ程度に収縮期圧が低下すると，一回拍出量を維持するために左室はどのように挙動するか？

- 一回拍出量を維持した状態であれば，図A，Bとも左室拡張末期容積が同程度低下する
- すると図Aに比べ図Bでは拡張末期容積低下に伴う拡張末期圧低下が大となる
- つまり左室スティフネスが亢進/コンプライアンスが低下している左室ほど，血圧低下による良い影響が大となる

Ⅱ 心機能，血管機能をどのように評価するか

A：収縮期圧がΔP低下したとき

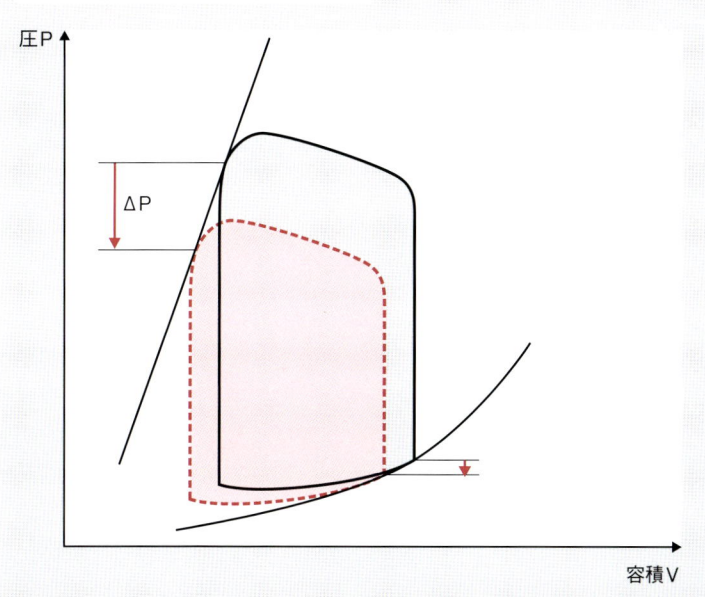

圧P / ΔP / 容積V

B：左室スティフネスが亢進している状態で，収縮期圧がΔP低下したとき

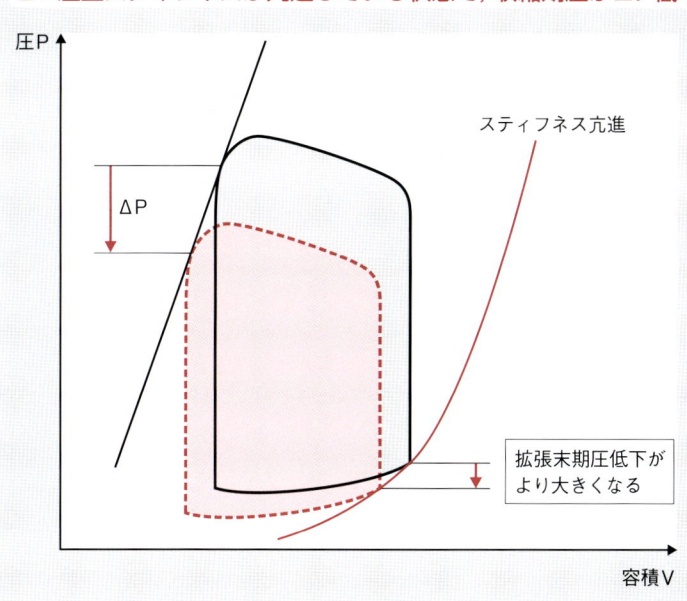

圧P / ΔP / スティフネス亢進 / 拡張末期圧低下がより大きくなる / 容積V

73

II

14 圧−容積関係で考える

スティフネスが亢進している場合，前負荷が上昇するとどうなるのか？

➡右図Aに比べて右図Bの左室は拡張末期圧−容積関係の傾きが大，つまり左室スティフネスが亢進している状態にある．ともに左室拡張末期容積および拡張末期圧，一回拍出量，収縮期圧，収縮末期圧−容積関係は同じであると仮定する．ここで拡張末期圧−容積関係に変化が及ぶことはないが，容量負荷がかかり，両者で同じだけ左室拡張末期容積が増大すると，左室はどのように挙動するか？

- 図Bの左室では図Aの左室に比し，左室拡張期圧および左室拡張末期圧の上昇が大となる
- 左房−左室圧較差を保持した状態で左室流入は維持されるため，左室拡張期圧が増高すると，左房圧も上昇する．したがって，左室スティフネスが亢進している左室では，容量負荷が血行動態に及ぼす影響が大となる

II 心機能，血管機能をどのように評価するか

A：拡張末期容積がΔV増大したとき

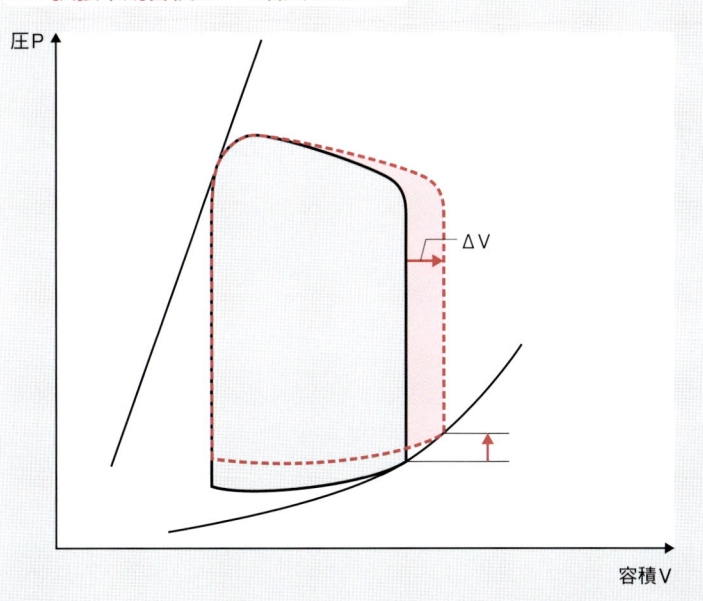

圧P／容積V／ΔV

B：左室スティフネスが亢進している状態で，拡張末期容積がΔV増大したとき

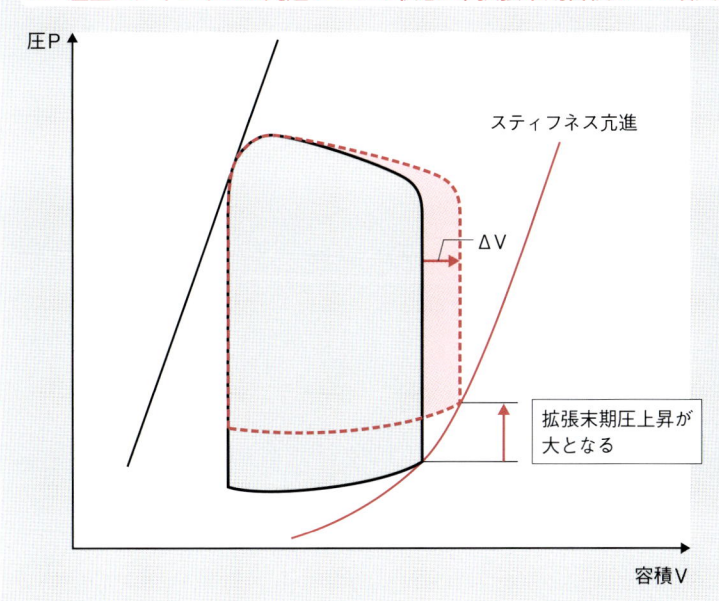

圧P／容積V／スティフネス亢進／ΔV／拡張末期圧上昇が大となる

II

15

拡張性の悪い左室圧波形

- elastic recoilが障害されると,拡張早期の左室最小圧値が上昇する
- 弛緩速度が低下するため,等容性弛緩期の左室圧の降下速度が緩やかとなり右図のAからBの波形のようになる
- 左室スティフネスの評価には圧と容積の情報が必須だが,圧波形から類推することはできる.スティフネスが亢進すると左房からの血液の流入に伴う左室圧上昇がより顕著となり,拡張末期圧もより上昇する.ただし,極端に左房から左室への流入量が減少している状態(つまり低拍出)では,流入に伴う圧の変化も小さくなり,このような圧の変化を認めないこともある

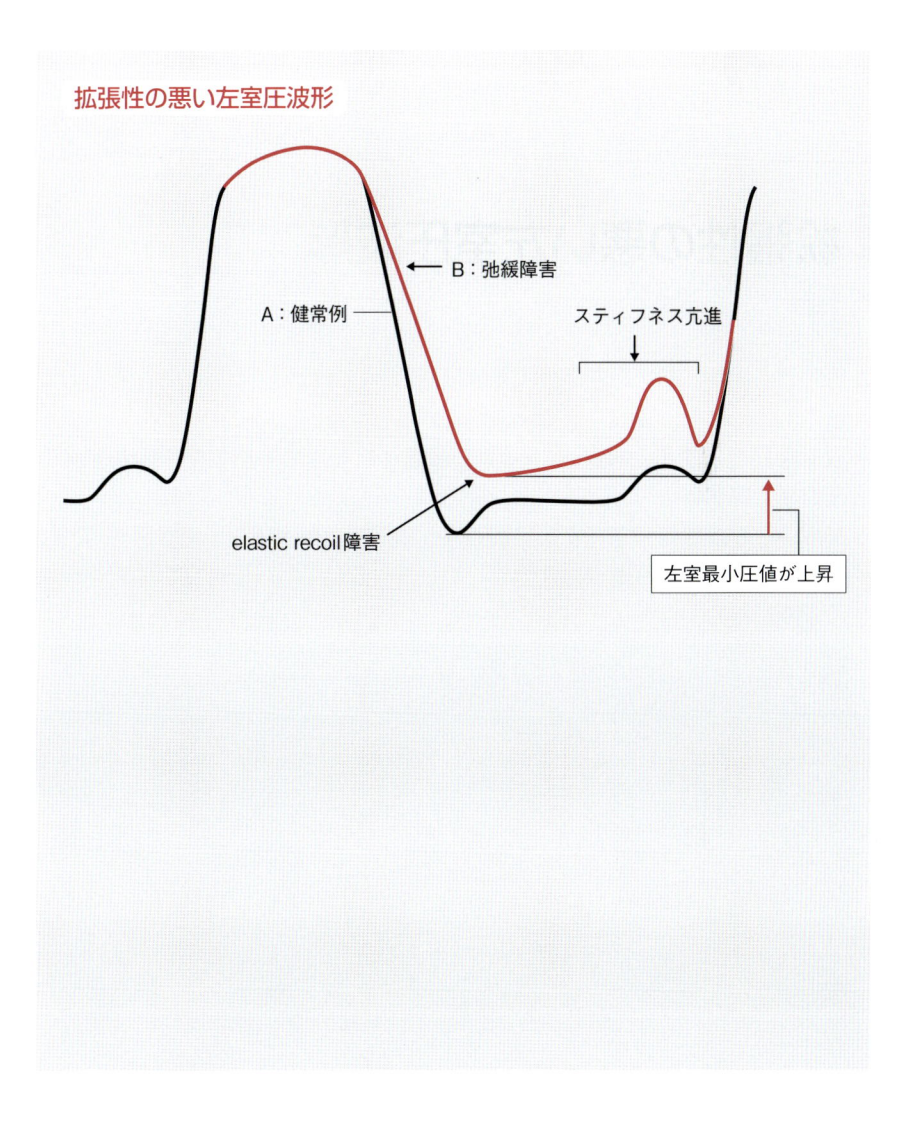

Ⅱ 心機能，血管機能をどのように評価するか

拡張性の悪い左室圧波形

B：弛緩障害
A：健常例
スティフネス亢進
elastic recoil障害
左室最小圧値が上昇

II-16

収縮性の悪い左室圧波形

- 等容性収縮期における左室圧上昇速度が低下するため，右図のAからBの波形のようになり，左室圧上行脚の傾きが小となる
- 収縮性が低下するとelastic recoilも障害されるため，拡張早期の左室最小圧値が上昇する
- 高度の収縮機能障害を有する症例では収縮期左室最大圧も低値を示すことが少なくないが，これは収縮性のみで規定されているわけではないので注意する必要がある

Ⅱ 心機能，血管機能をどのように評価するか

収縮性の悪い左室圧波形

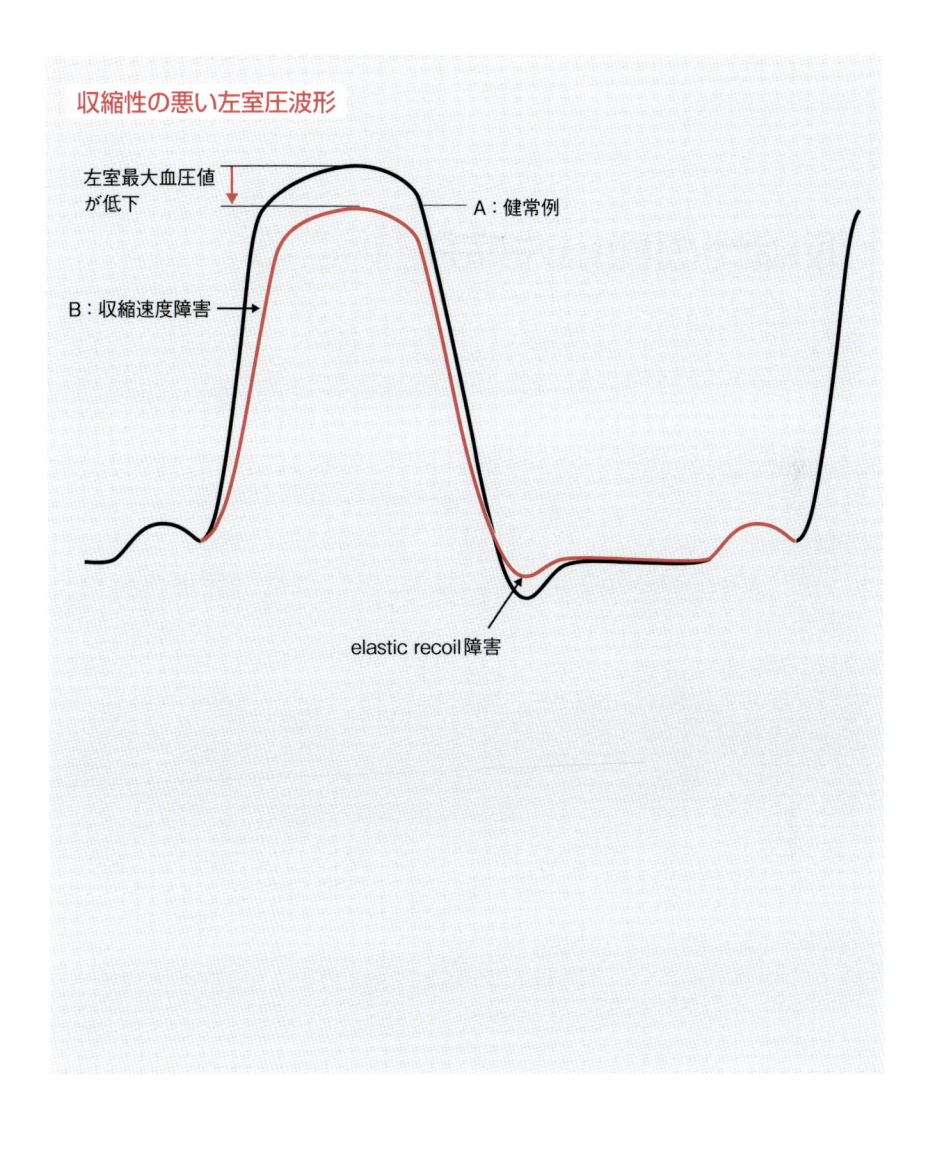

左室最大血圧値が低下

A：健常例
B：収縮速度障害
elastic recoil障害

17 Dip and plateauはなぜ起こる？

- 拡張早期の左室圧波形では，図のように拡張早期に急速に上昇し，その後しばらく平坦となるパターンを"dip and plateau"と呼ぶ
- dip and plateauは僧帽弁開放直後の左房から左室への血液流入に伴う左室圧の上昇が大であるために認められる現象である
- 左室スティフネスが亢進している場合や，心嚢液貯留や収縮性心膜炎のように外圧による圧排が顕著な場合など，拡大しにくい左室で認めやすい現象である
- ただしdip and plateauの波形は，これらの病態に特異的なものではない．スティフネス亢進あるいは外圧亢進があっても，dip and plateauを呈さない場合も少なくない

Ⅱ 心機能，血管機能をどのように評価するか

dip and plateau

左室圧 → 左室圧　dip and plateau

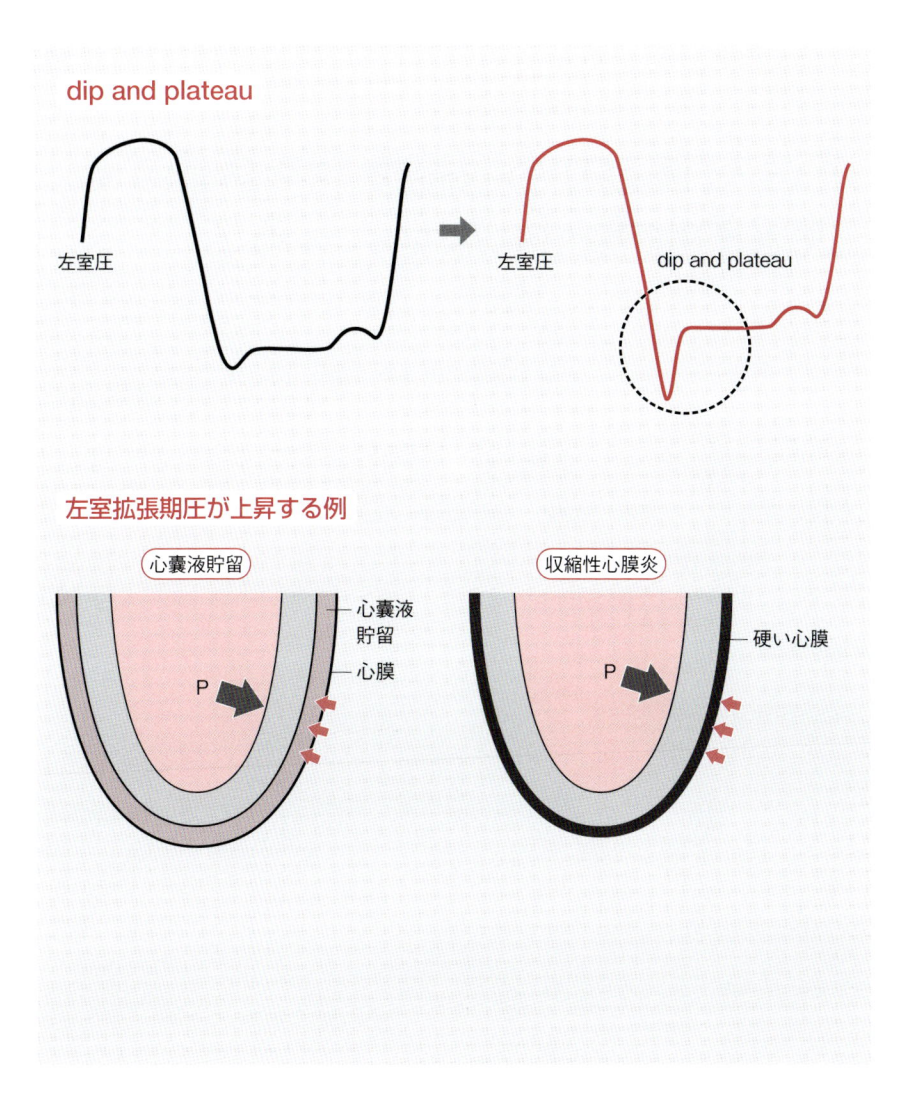

左室拡張期圧が上昇する例

心嚢液貯留 — 心嚢液貯留／心膜

収縮性心膜炎 — 硬い心膜

81

18 心室壁運動から収縮機能を評価する代表的指標とは？

- 心室の壁運動も圧波形と並んで収縮性をよく反映している
- 最も広く用いられている指標が駆出率であり，心室容積のデータから算出している

$$\frac{拡張末期容積 - 収縮末期容積}{拡張末期容積}$$ ※拡張末期容積 − 収縮末期容積＝一回拍出量

として求められる
- 内径短縮率は，

$$\frac{拡張末期径 - 収縮末期径}{拡張末期径}$$

として求められるが，局所壁運動異常を有する場合には左室径測定部位が必ずしも左室全体の状態を反映しないなど限界が多く，心疾患を有する場合には用いるべきではない
- 心室の断層面での記録から心周期における面積の変化を求める面積変化率は，

$$\frac{拡張末期面積 - 収縮末期面積}{拡張末期面積}$$

として求められる．3次元的構造が単純ではなく，容積の算出が難しい右室などで用いられることがある
- 虚血性心疾患のように左室の中でも局所で壁運動の程度に差異を認める場合，左室を分割して各部位における動きを評価し，その平均点で表す wall motion score index という指標もある

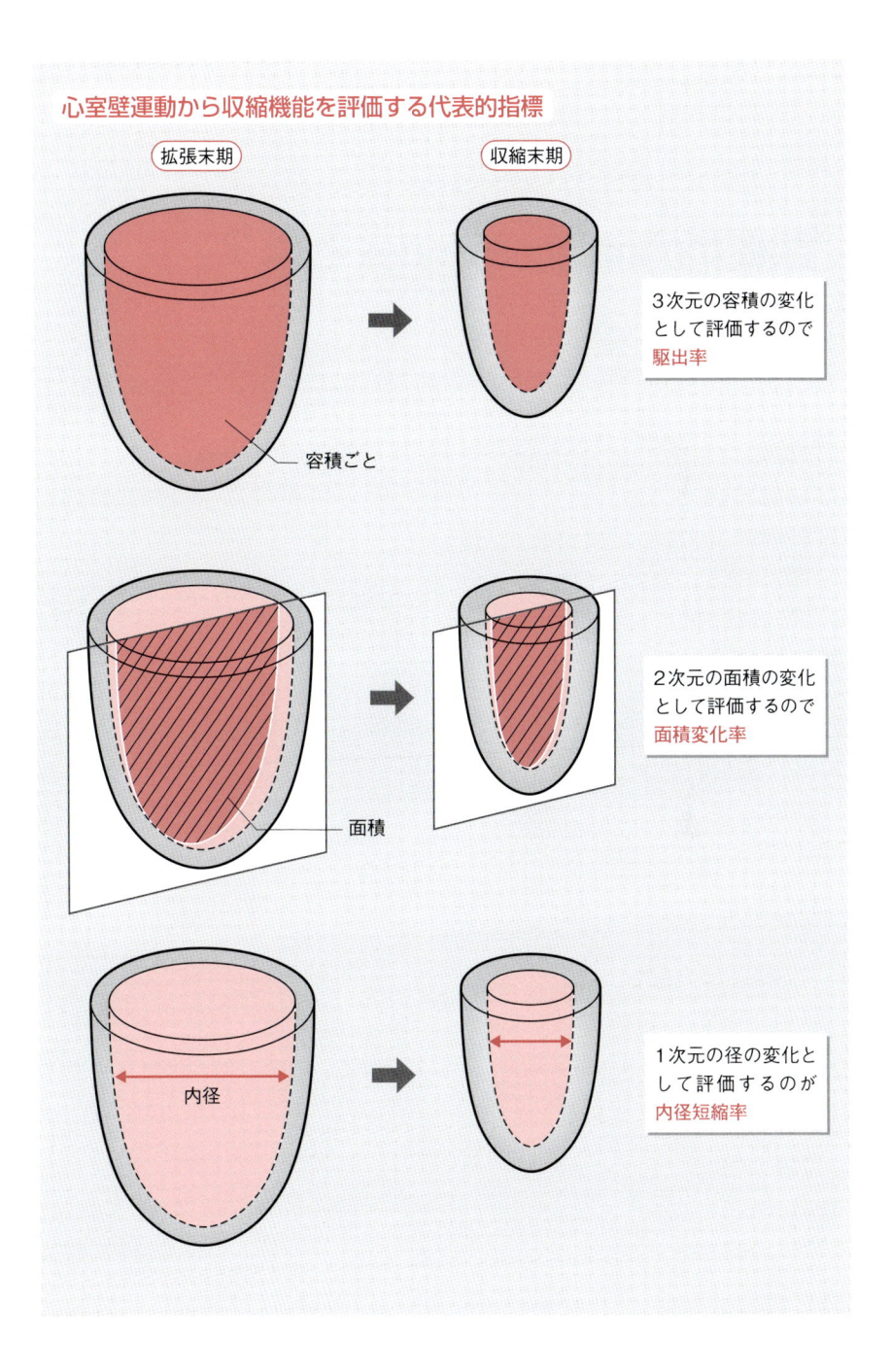

Ⅱ　心機能，血管機能をどのように評価するか

心室壁運動から収縮機能を評価する代表的指標

拡張末期　　収縮末期

容積ごと

3次元の容積の変化として評価するので
駆出率

面積

2次元の面積の変化として評価するので
面積変化率

内径

1次元の径の変化として評価するのが
内径短縮率

83

19 Wall motion score indexとは？

● 左室壁を右図のように17のセグメントに分け，おのおのにおける壁運動を，

1. normal ないし hyperkinetic
2. hypokinetic
3. akinetic
4. dyskinetic
5. aneurysmal

の5段階評点をつけ，17セグメントの平均値を示すものである．値が高いほど壁運動が障害されていることになる．虚血性心疾患における壁運動評価に広く用いられている

Ⅱ 心機能，血管機能をどのように評価するか

wall motion score index

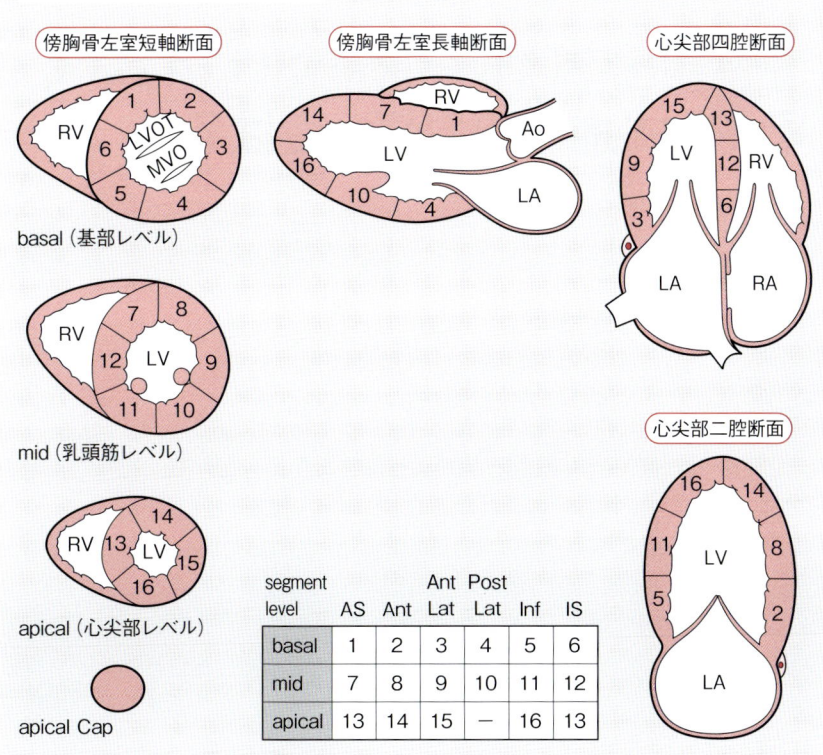

傍胸骨左室短軸断面 / 傍胸骨左室長軸断面 / 心尖部四腔断面

basal（基部レベル）
mid（乳頭筋レベル）
apical（心尖部レベル）
apical Cap

心尖部二腔断面

segment level	AS	Ant	Ant Lat	Post Lat	Inf	IS
basal	1	2	3	4	5	6
mid	7	8	9	10	11	12
apical	13	14	15	—	16	13

RV：右室, LV：左室, RA：右房, LA：左房, Ao：大動脈, LVOT：左室流出路, MVO：僧帽弁口, AS (antero-septum)：前壁中隔, Ant (anterior)：前壁, Ant Lat (antero-lateral)：前側壁, Post Lat (postero-lateral)：後側壁, Inf (inferior)：下壁, IS (infero-septum)：下部心室中隔

Ⅱ 20 左室駆出率は収縮機能だけではなく心拍数，血圧の影響も受ける

- 左室駆出率を含む壁運動から求める指標は，収縮機能のみならず後負荷，前負荷，心拍数などの影響も受ける
- 脈拍が極端に速くなると，左室心筋の機能は変化していないのに駆出率は低下する
〔手を握って開いて，を繰り返す動作を1分間に60回で行う場合と1分間に180回で行う場合でどのようになるか，を考えてください．180回では十分に手を握り込むことができないはずです〕
- 血圧が極端に高くなると，左室心筋の機能は変化していないのに一回拍出量，そして駆出率は低下する
〔ケチャップ容器を握ってその中のケチャップを押し出す際に，容器の口の抵抗が急に高くなったら，同じ力で容器を握っても押し出せるケチャップの量は少なくなる．逆に，同じ量のケチャップを押し出そうとすると，より強い力が必要になる〕

Ⅱ 心機能，血管機能をどのように評価するか

脈拍が速くなると駆出率は低下する

1分間に60回

1分間に180回

十分に手を握り込むことができなくなる

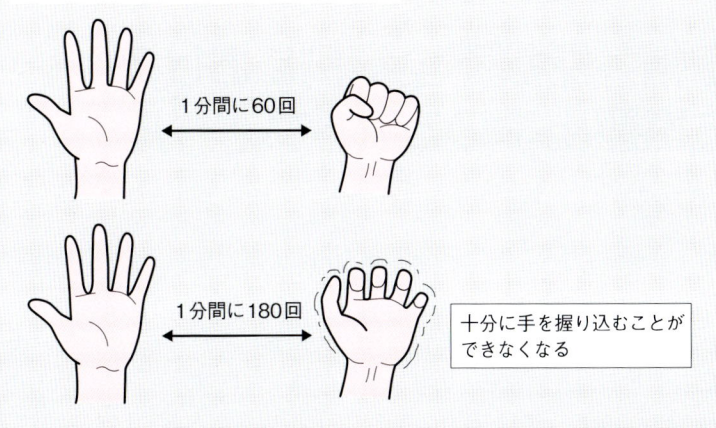

血圧が極端に高くなると駆出率は低下する

同じ力で口の狭いケチャップ容器を握ると，出る量が少なくなる．つまり，手の機能は変わっていないのに絞り出せるケチャップの量は変わってしまう

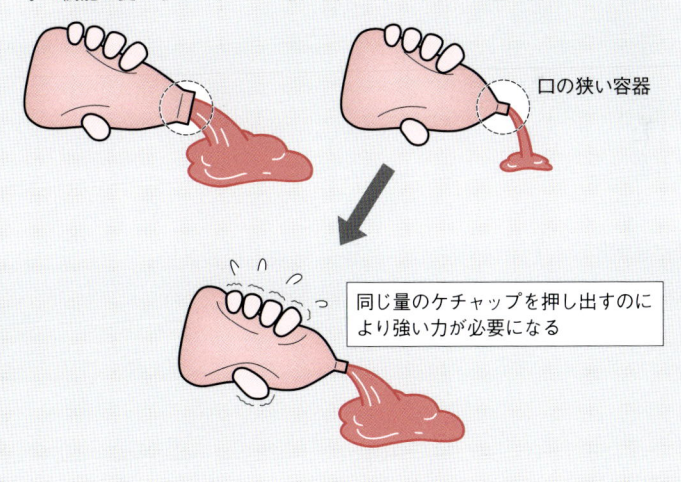

口の狭い容器

同じ量のケチャップを押し出すのにより強い力が必要になる

21 僧帽弁閉鎖不全症例における左室駆出率のピットフォール

➡ 拡張末期容積が90mL，一回拍出量が60mLの正常の左室（A）では収縮末期容積が30mLとなり，左室駆出率は67％である．一方，慢性僧帽弁閉鎖不全（B）があり，拡張末期容積150mL，大動脈に向かう駆出血液量50mL，左房に逆流する血液量50mLの左心室も収縮末期容積が50mLとなるので駆出率は67％となる．では，この両者を同じ収縮機能と判断してよいか？

- Aは大動脈に60mLの血液を駆出している
- Bは大動脈に50mLの血液しか駆出しておらず，大動脈よりはるかに圧の低い左房に50mLの血液を駆出している
- 左室圧－容積関係を用いて考えると，収縮期圧が高い場合に比べ収縮期圧が低い場合には，収縮性（Ees）が変わらなくとも一回拍出量は大となり，駆出率も大となる．大動脈圧と左房圧の違いを考慮すると，この相違がどれほど拍出量を左右するか理解できるはずである
- つまり，正常な心臓Aと僧帽弁閉鎖不全を有するBとは左室駆出率は同じであるが，駆出に対する抵抗がAに比してBは低値なのである．それにもかかわらず駆出率が同じということは，BはAに比し収縮性が劣ることを意味する
- 慢性僧帽弁閉鎖不全では左室駆出率による収縮性評価は過大評価となっている
- ガイドラインにおいても，慢性僧帽弁閉鎖不全では左室駆出率が60％以下となれば収縮機能障害をきたすほど重症化していると判断され，無症状であっても手術適応となる．正常な心臓であれば，左室駆出率60％は正常な値である

Ⅱ 心機能,血管機能をどのように評価するか

同じ収縮機能と判断してよいか？

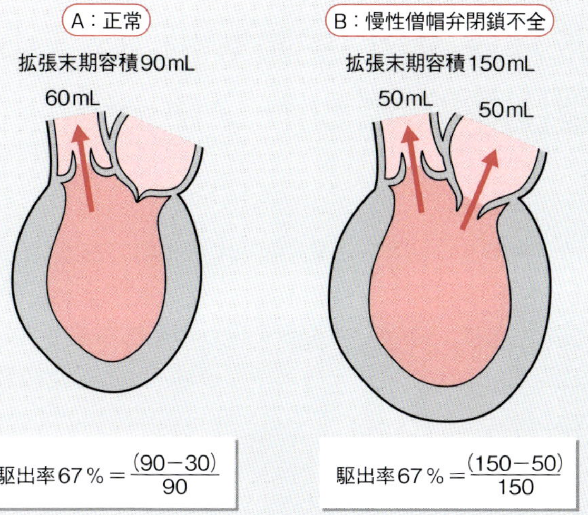

A：正常
拡張末期容積90mL
60mL

B：慢性僧帽弁閉鎖不全
拡張末期容積150mL
50mL　50mL

駆出率67％＝$\frac{(90-30)}{90}$

駆出率67％＝$\frac{(150-50)}{150}$

圧－容積関係でみると…

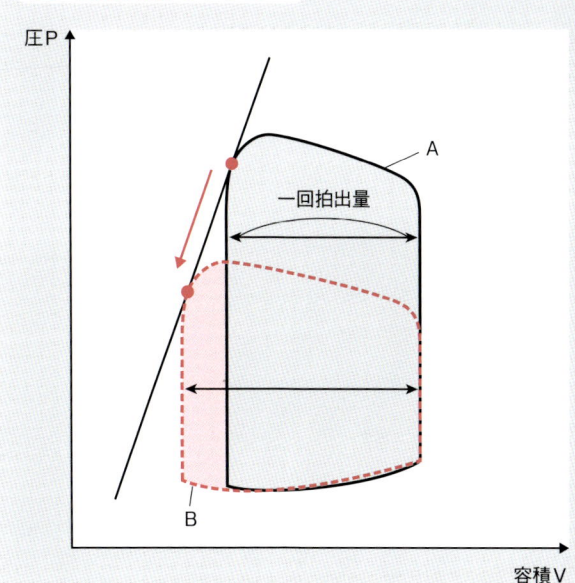

駆出時の圧が低くなると，同じEesを有する左室でも一回拍出量は大となる

89

22 大動脈弁閉鎖不全症例における左室駆出率のピットフォール

➡拡張末期容積が90mL，一回拍出量が60mLの正常の左室（A）では収縮末期容積は30mL，左室駆出率は67％である．一方，慢性大動脈弁閉鎖不全（B）があり，拡張末期容積180mL，大動脈に向かう駆出血液量120mL，左室に逆流する血液量70mLの左室も収縮末期容積は60mLのため駆出率は67％となる．両者の動脈圧が等しいとすると，同じ収縮機能と判断してよいか？

- 正常の心臓Aでは収縮末期容積が30mL，慢性大動脈弁閉鎖不全の心臓Bでは収縮末期容積は60mLである
- 心臓BではEesが低下し，同じ動脈圧でも収縮末期容積が大となっていることを示している
- 慢性大動脈弁閉鎖不全では左室駆出率による収縮性評価は過大評価となっている
- ガイドラインにおいても，慢性大動脈弁閉鎖不全の場合，左室駆出率が保持されていても，収縮末期容積が拡大していれば収縮機能障害が生じるほど重症化していると判断され，無症状であっても手術適応となる

Ⅱ 心機能，血管機能をどのように評価するか

同じ収縮機能と判断してよいか？

A：正常
拡張末期容積 90 mL
60 mL

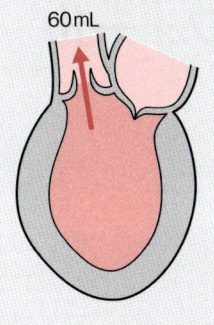

B：慢性大動脈弁閉鎖不全
拡張末期容積 180 mL
120 mL
70 mL

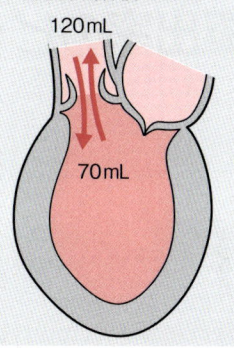

駆出率 67 % = $\frac{(90-30)}{90}$

駆出率 67 % = $\frac{(180-60)}{180}$

圧−容積関係でみると…

圧P
A
B
容積V
30　60　90　　　　180

Eesが低下し同じ動脈圧でも収縮末期容積は大となる

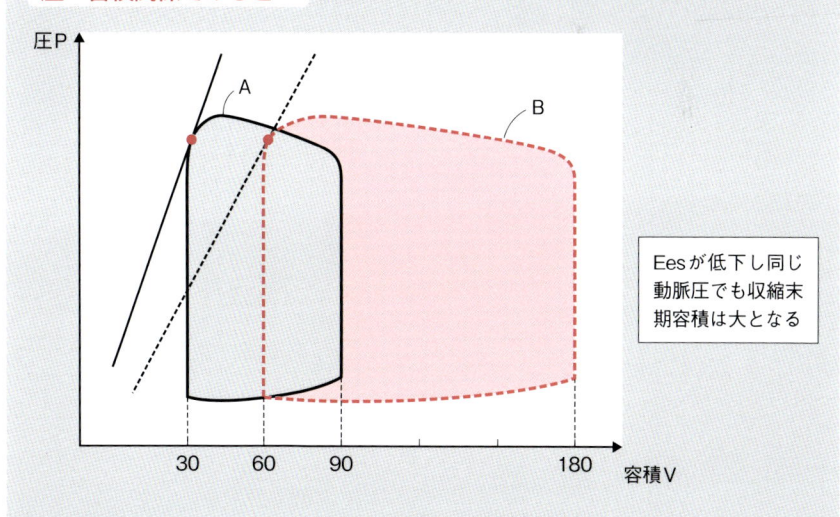

23 左室壁肥厚症例における左室駆出率のピットフォール

- 左室圧×左室径/左室壁厚 に比例する壁応力は，左室壁厚が増大している左室肥大症例では低値となる
- 左室圧がコントロールされていれば，左室壁厚が増大していても後負荷が低下しているので左室壁運動が亢進するのは当然である
- 左室駆出率から左室収縮性を評価する際には，通常の場合よりも基準値を上げなければならない．内膜面の動きを評価する駆出率では収縮性を過大評価してしまうからである
- 左室壁が肥厚している患者では，左室壁の中点の動態から収縮性を評価する方法（midwall fractional shorteningなど）が勧められている．これは拡張末期に左室壁の中点に当たるところが心周期の中で描く軌跡から求められる．
なお，拡張末期の壁の中点は，収縮末期には心内膜面と心外膜面の中点ではなく，中点よりやや心外膜側に位置する

Ⅱ　心機能，血管機能をどのように評価するか

midwall fractional shorteningとは

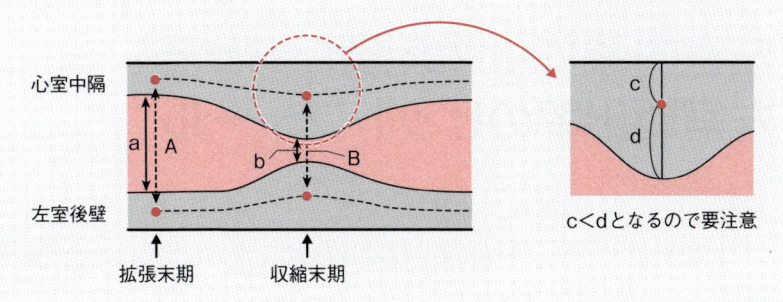

心室中隔

左室後壁

拡張末期　収縮末期

c<dとなるので要注意

$$\frac{a-b}{a} = \text{endocardial fractional shortening}$$

$$\frac{A-B}{A} = \text{midwall fractional shortening}$$

93

24 左室内腔狭小化症例における左室駆出率のピットフォール

➡ 拡張末期容積が90mL，一回拍出量が60mLの正常の左室（A）では収縮末期容積が30mLなので左室駆出率は67%である．高血圧性心疾患や大動脈弁狭窄など慢性的な圧負荷のために求心性肥大をきたし，左室壁の肥厚だけではなく内腔の狭小化を伴う場合がある（B）．その結果として拡張末期容積が60mLに減少している場合，一回拍出量が40mLと減少していても収縮末期容積が20mLなので左室駆出率は67%である．この状態で，十分な収縮性を有している心臓といえるか？

- 一回拍出量が2/3に低下しており，本来であれば一回拍出量を保持するために，拡張末期容積の減少に相当するだけ収縮末期容積も減少するはずである．すると，分母の拡張末期容積が低下し，分子の一回拍出量が変わらないので駆出率が増大するはずである
- 左室圧×左室径/左室壁厚 に比例する壁応力は内腔の狭小化により低下しているので，左室圧がコントロールされていれば左室壁運動が亢進するはずである
- 駆出率の増大が認められていないということは，このような反応を示すだけの収縮性が残っていないのではないかと考えられる

One Point Comment

- 正常な駆出率を有するが，左室狭小化を認める大動脈弁狭窄では大動脈弁口面積が狭小化し，重症化しているにもかかわらず，一回拍出量が低下しているために大動脈弁圧較差が低くなる．この病態は，paradoxical low-flow low-gradient aortic stenosisと呼ばれ，予後が不良であることが明らかとされている．左室駆出率だけをみて病態を判断するのではなく，左室容積など形態も合わせて評価しなくてはならない

Ⅱ 心機能，血管機能をどのように評価するか

Bは十分な収縮性を有しているといえるか？

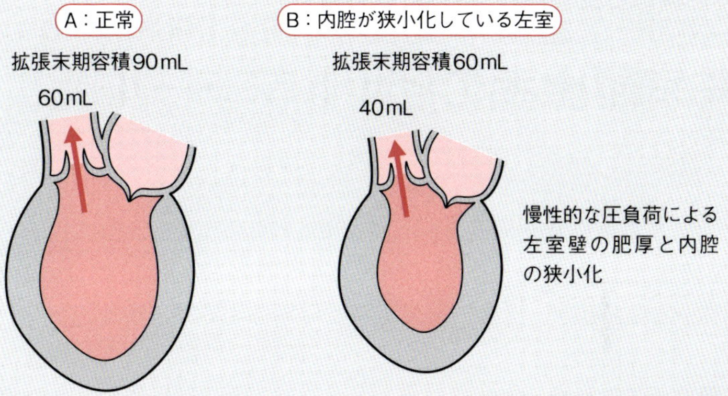

A：正常
拡張末期容積90mL
60mL

B：内腔が狭小化している左室
拡張末期容積60mL
40mL

慢性的な圧負荷による左室壁の肥厚と内腔の狭小化

駆出率67％ $= \dfrac{(90-30)}{90}$

駆出率67％ $= \dfrac{(60-20)}{60}$

もしも同等の大動脈弁口面積の低下を有する大動脈弁狭窄患者で上のAとBの状態の患者を比較すると，
大動脈弁口面積　A＝B
左室駆出率　　　A＝B
左室容積　　　　正常＞狭小化
一回拍出量　　　A＞B
壁応力　　　　　A＞B
大動脈圧較差　　A＞B
生存率　　　　　A＞B

25 収縮期左室壁厚変化率（wall thickening；収縮期radial strainに相当）は収縮機能の指標か？

- 収縮期左室壁厚変化率（wall thickening）が収縮機能の指標とされたのは，歴史を振り返ると1970年代の研究において，
  前提→左室駆出率，左室内径短縮率が収縮機能のゴールドスタンダードである
  結果→正常な左室に虚血を誘発，あるいは収縮機能に影響を与える薬剤を投与して急性変化を検討したところ，収縮期左室壁厚変化率は左室駆出率（ないし左室内径短縮率）と一致した変化を示した
  結論→収縮期左室壁厚変化率は局所の収縮機能を反映している
  と発表されたことに基づく
- 正常な心臓では，心周期を通じてあまり左室心外膜面は動かない．また，急性虚血や薬剤負荷でも心外膜面の動きはあまり影響を受けない．一方，高血圧性心疾患のような慢性の病態である拡張不全（heart failure with preserved ejection fraction）では収縮期には心内膜面の動きに呼応するかのように心外膜面も左室腔に向かって動く
- 正常な左室と拡張不全の左室では，心内膜面の動きが同等の場合，つまり左室駆出率や内径短縮率が等しい場合でも，収縮期左室壁厚変化率は異なる．つまり，左室駆出率や内径短縮率が収縮機能のゴールドスタンダードであるという前提のもとでは，拡張不全において収縮期左室壁厚変化率は収縮機能の指標ではない，という結論になる
- 左室駆出率や内径短縮率を収縮機能のゴールドスタンダードとすることに問題があるとするならば，いかなる病態においても，収縮期左室壁厚変化率を収縮機能の指標とする根拠もない

慢性の病態では心外膜面の動きも変化している

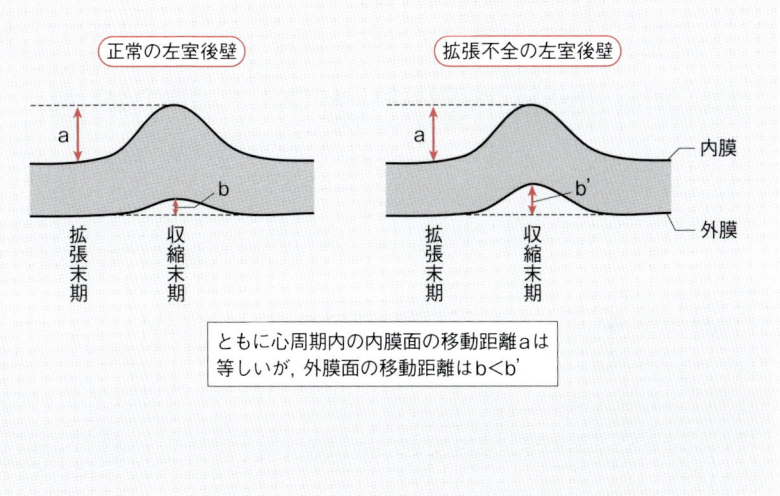

正常の左室後壁 / **拡張不全の左室後壁**

ともに心周期内の内膜面の移動距離aは等しいが，外膜面の移動距離はb＜b'

One Point Comment

- strainとは，

$$\frac{変化後の長さ - 変化前の長さ}{変化前の長さ}$$

で表される．これを左室収縮期における壁厚で求めるとすれば，それは収縮期左室壁厚変化率と同じことである
- ある疾患/病態で用いることができる指標だからといって，すべての疾患/病態において用いることができるとは限らない
- 収縮期に記録できるものがすべて収縮機能の指標と考えるのは間違いである

26 左室－動脈連関とは？

- effective arterial elastance(Ea)は，動脈系という弾性体に，どれだけの血液を駆出したらどれだけの圧が発生するかを規定する動脈の特性を示す．Eaは動脈系の血管抵抗とコンプライアンスの反映である
- Ea＝収縮末期圧/一回拍出量 として求める
- 左室と大動脈は連続しており，左室の仕事量，あるいは仕事効率は動脈系の特性にも大きく左右されることから，左室－動脈連関という概念が提唱されている
- 左室拡張末期容積が一定の場合，左室の仕事量はEes＝Eaの状態で最大となる．これは心室，動脈を弾性体と考えると，両者のelastanceが等しい場合にエネルギーの移行が最もスムーズに行われることを示している

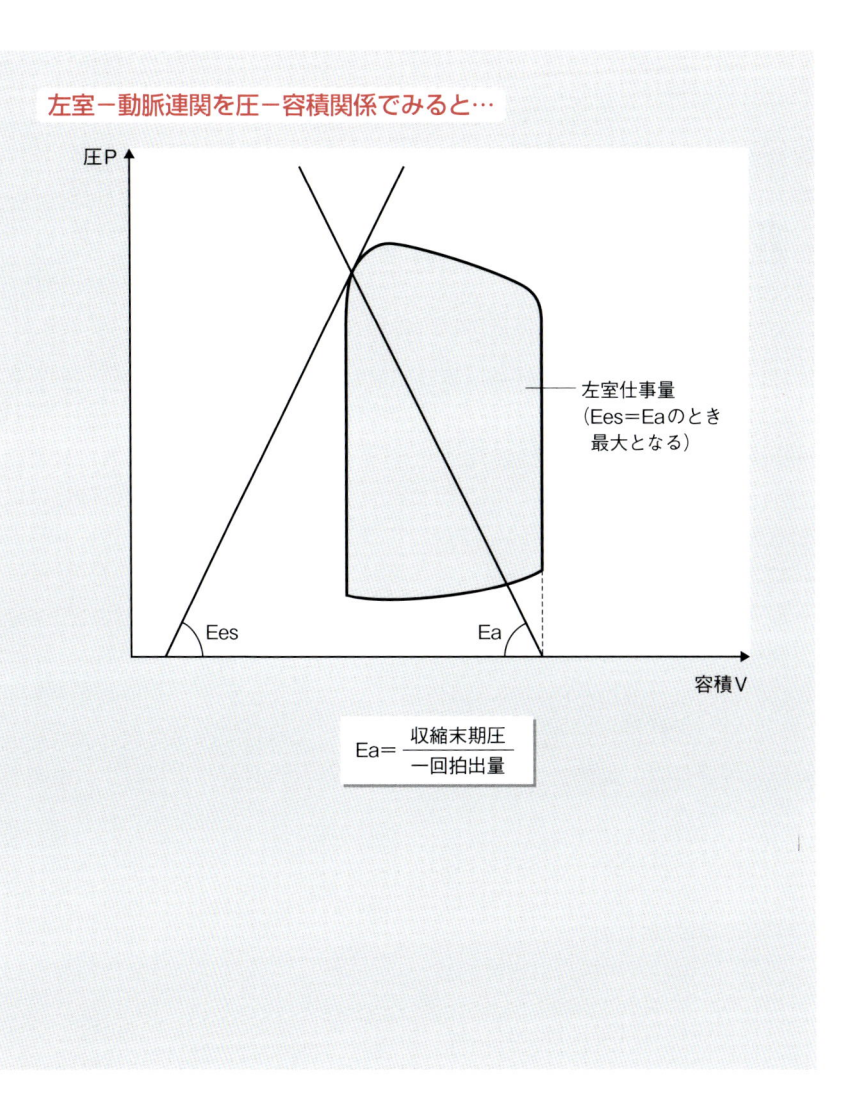

Ⅱ 心機能,血管機能をどのように評価するか

左室−動脈連関を圧−容積関係でみると…

圧P

左室仕事量
(Ees＝Eaのとき最大となる)

Ees　　　Ea

容積V

$$Ea = \frac{収縮末期圧}{一回拍出量}$$

27 脈波伝播速度(PWV)は何を表す？

- 脈波伝播速度pulse wave velocity(PWV)は，脈波が心臓から出て，動脈を中枢から末梢に向かって伝わっていく速度を指す
- 脈波は硬い材質のものを伝わる時に速く，軟らかい材質のものを伝わる時にゆっくりと進む．管構造の中を伝わる脈波の速度は，管構造壁の弾性率による影響を受け，管構造壁の壁厚が増すほど速くなり，内径が小さくなると速くなる
- 動脈硬化が進んで血管壁が硬く肥厚し，内腔が狭くなった血管ほどPWVの値が大きくなる
- このような理由からPWVは動脈のスティフネスを反映する非侵襲的指標として用いられている
- 臨床現場では上腕動脈と足首動脈の間のPWV(baPWV)を測定する手法が一般的である

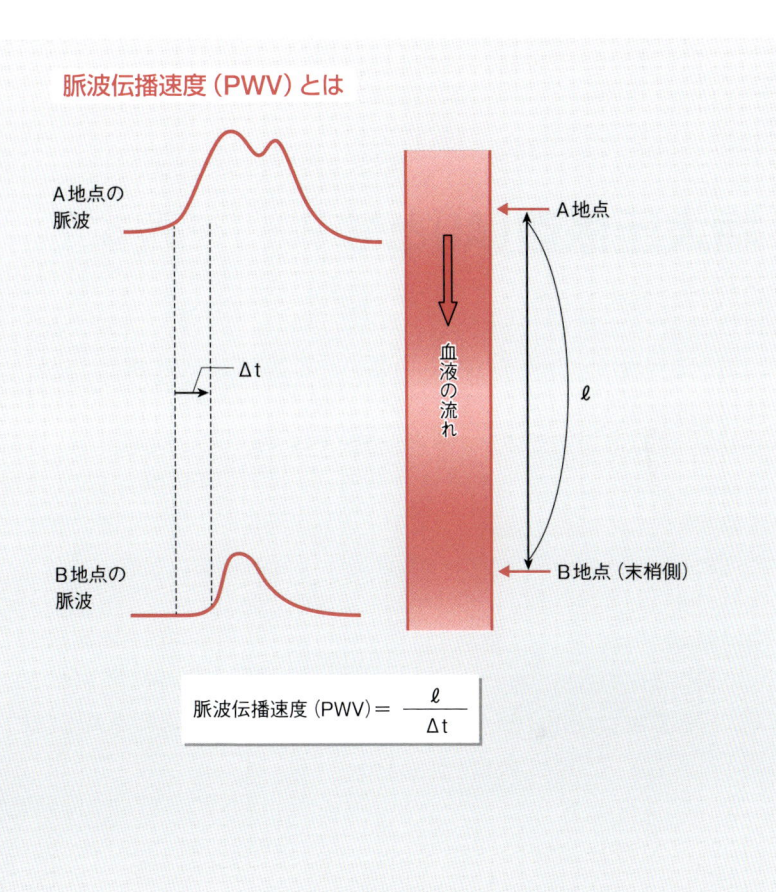

Ⅱ 心機能，血管機能をどのように評価するか

脈波伝播速度（PWV）とは

A地点の脈波

Δt

B地点の脈波

血液の流れ

A地点

ℓ

B地点（末梢側）

$$\text{脈波伝播速度（PWV）} = \frac{\ell}{\Delta t}$$

28 増大圧係数(AI)とは？

- 反射圧波(wave reflection)は，心臓からの血液の拍出によって生じた駆動圧波が血管系を伝わり，反射して戻ってきたものである
- 加齢などにより血管が硬化すると，脈波伝播速度が上昇するため，反射圧波の出現するタイミングが早まってしまう
- 血管が硬化している患者では，反射圧波が収縮後期の駆動圧波に重なって収縮期動脈圧の上昇につながり，心室にとっての負荷増大を招く
- 血管の弾性が保持されていれば脈波伝播速度が遅いため，反射圧波は大動脈弁閉鎖後に現れて心室の負荷にならない．また，拡張期に反射波が現れることで拡張期圧の維持に結びつき，拡張期優位の冠血流維持に貢献する
- 増大圧係数augmentation index(AI)はこの反射圧波による増大圧(AP)を脈圧(PP)で除したものである

増大圧係数（AI）とは

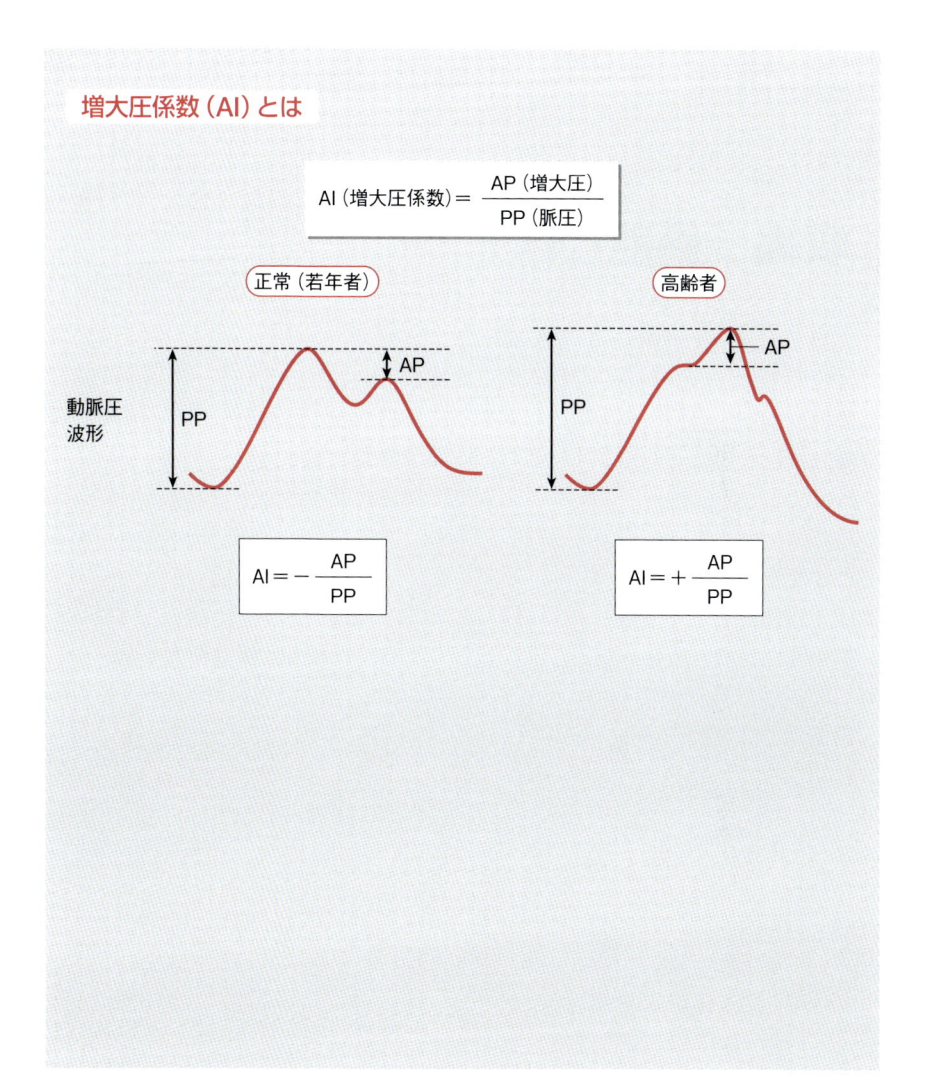

$$AI\,(増大圧係数) = \frac{AP\,(増大圧)}{PP\,(脈圧)}$$

正常（若年者）　　　高齢者

動脈圧波形

$$AI = -\frac{AP}{PP}$$

$$AI = +\frac{AP}{PP}$$

Ⅲ 01 収縮予備能とは？

- 安静時の心室は収縮機能を最大限に発揮しているわけではない．運動時など負荷がかかり心拍出量の増大が求められる際には，安静時に比べて収縮性を増大させることで対処する．これが収縮予備能である
- Frank-Starlingカーブで示すと，収縮性が増大するとカーブの上方移動がみられる．つまり同じ前負荷（拡張末期容積）でより多くの一回拍出量を得ることができる状態になる
- 圧－容積関係でみると，収縮性の増大によりEesが大となる．したがって拡張末期容積，収縮末期圧が変わらなくとも，一回拍出量は増大する
- このような負荷時におけるFrank-StarlingカーブやEesのシフトとして収縮予備能は表現される

III 予備能

収縮予備能をFrank-Starlingカーブでみると…

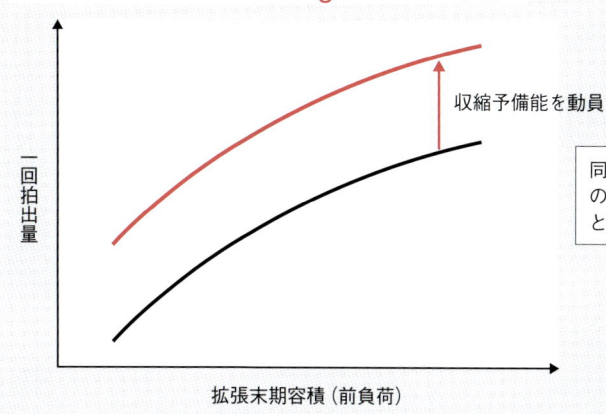

縦軸:一回拍出量 横軸:拡張末期容積（前負荷）

収縮予備能を動員

同じ前負荷でより多くの一回拍出量を得ることができる

収縮予備能を圧−容積関係でみると…

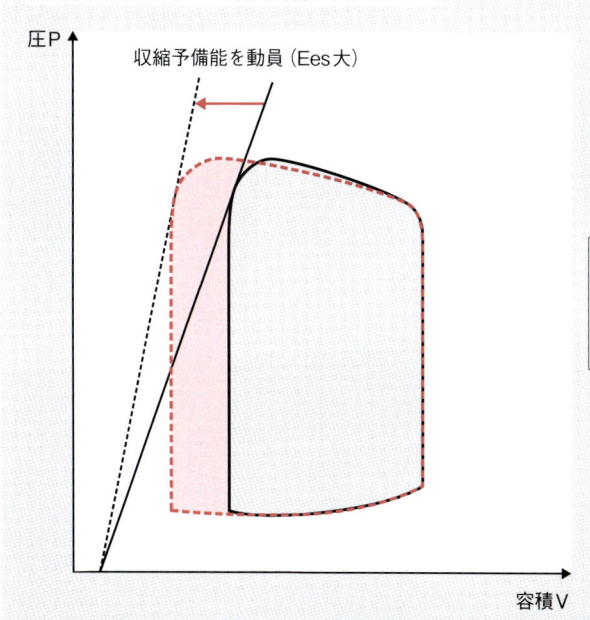

縦軸:圧P 横軸:容積V

収縮予備能を動員（Ees大）

Eesが大となり，拡張末期容積，収縮末期圧が変わらなくとも一回拍出量は増大する

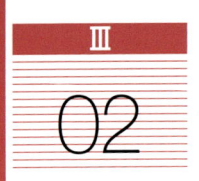

前負荷予備能(preload reserve)とは？

- 一回拍出量を増加させるためには収縮性の増大のみでは対処できることは少なく，Frank-Starlingの法則に基づいた拡張末期容積の増大による一回拍出量増加効果も必要となる
- その際に，左室拡張期圧，左房圧に大きな影響を与えることなく前負荷を増大させる機能が前負荷予備能(preload reserve)である
- 左室スティフネスが亢進している心室では，拡張末期容積の増大に伴う左室拡張末期圧・左房圧の上昇が大となるので，許容される拡張末期容積の増大幅は狭い．これが前負荷予備能の低い左室である

III 予備能

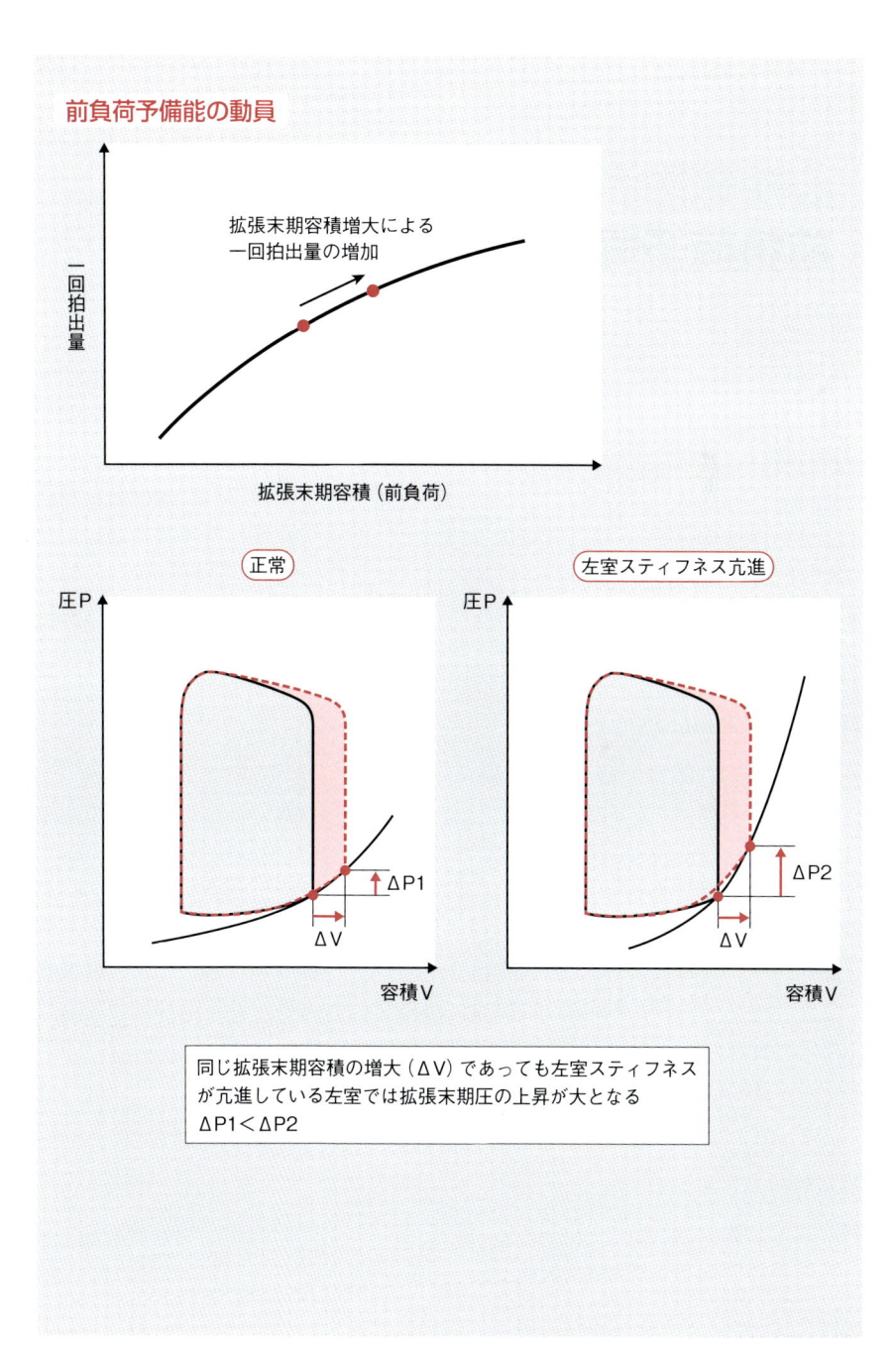

前負荷予備能の動員

拡張末期容積増大による一回拍出量の増加

(縦軸:一回拍出量、横軸:拡張末期容積(前負荷))

正常 / 左室スティフネス亢進

同じ拡張末期容積の増大（ΔV）であっても左室スティフネスが亢進している左室では拡張末期圧の上昇が大となる
$\Delta P1 < \Delta P2$

IV 01 心疾患患者における収縮機能障害，拡張機能障害の出現，心不全発症

- 急性心筋梗塞，急性心筋炎などのように急激に左室機能障害を生じる病態では，収縮機能障害と拡張機能障害は同時に発生する
- 高血圧性心疾患などのように慢性的な経過をたどる心疾患では，まず拡張機能障害が起こる．この後に，収縮機能障害をきたす症例と収縮機能障害を合併しない症例がある．この心機能障害に伴い労作時息切れなどの自他覚症状を生じた患者を心不全患者という
- 心不全症状出現には，心機能障害に加え，血管機能障害，腎機能障害，骨格筋機能障害など他臓器の機能障害も密接に関連する

One Point Comment

- 心機能障害がある≠心不全！！ 例えば左室駆出率が35％以下と中等度以上の収縮機能障害を認めても半数以上の人には症状がない．このような患者は無症候性心機能障害の患者であり，心不全患者とはいわない
- 心不全に付随する症状は，多くの患者では労作に伴って生じる．「息切れを自覚しませんか？」という問いかけに「息切れは自覚しない」と返事をする患者には，労作をしても息切れを自覚しない人と，息切れを起こすような労作を日常生活では初めから避けている人の2通りがある．心不全か否かを判断するためには，医師が「家で2階まで昇っても息切れしませんか？」などのように，労作に伴う症状の有無を具体的に問う必要がある

Ⅳ 心機能障害と心不全

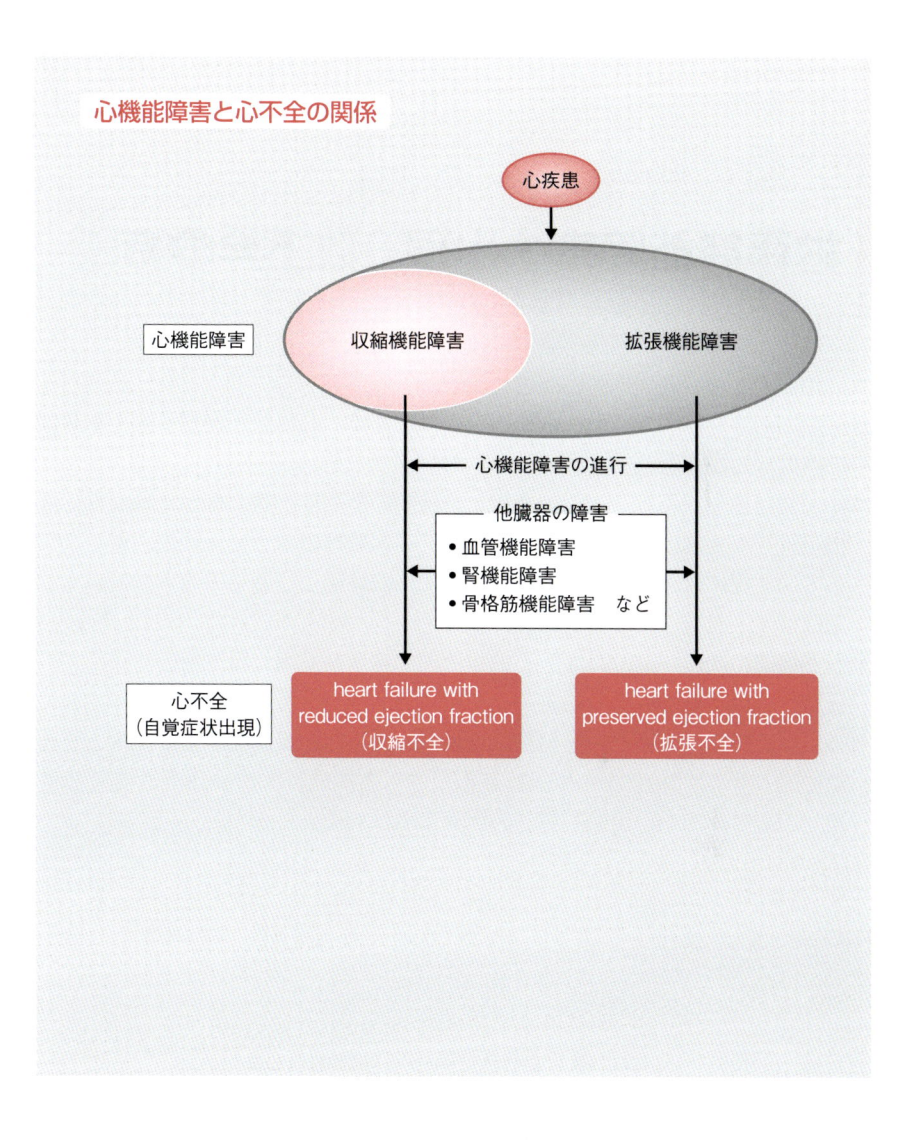

心機能障害と心不全の関係

心疾患
↓

心機能障害：収縮機能障害／拡張機能障害

←―― 心機能障害の進行 ――→

他臓器の障害
- 血管機能障害
- 腎機能障害
- 骨格筋機能障害 など

心不全（自覚症状出現）

heart failure with reduced ejection fraction（収縮不全）

heart failure with preserved ejection fraction（拡張不全）

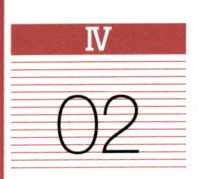

労作などにおける心拍数上昇の影響

- 心拍数の上昇＝心周期の短縮である
- 収縮期の時間は心拍数による影響を受けにくく，心拍数が増加すると拡張期の時間が短縮する
- 心拍数が増加すると，一回拍出量を維持するために，短くなった拡張期の間に流入を終えなければならない．ましてや運動時のように一回拍出量が増大している際には，短縮した拡張期の間に，安静時より多くの流入血液量を左室は迎え入れなければならない
- 左室機能に問題がなければ，心拍数上昇に伴う左室流入量維持のために左房圧はそれほど高くなくてもよい
- 拡張機能障害があると，短縮した拡張期に必要な血流量を左室に流入させるための driving pressure を保持するには，左房圧，肺静脈圧を大きく上昇させる必要があり，息切れなどの自覚に結びつく

Ⅳ 心機能障害と心不全

心拍数上昇の影響

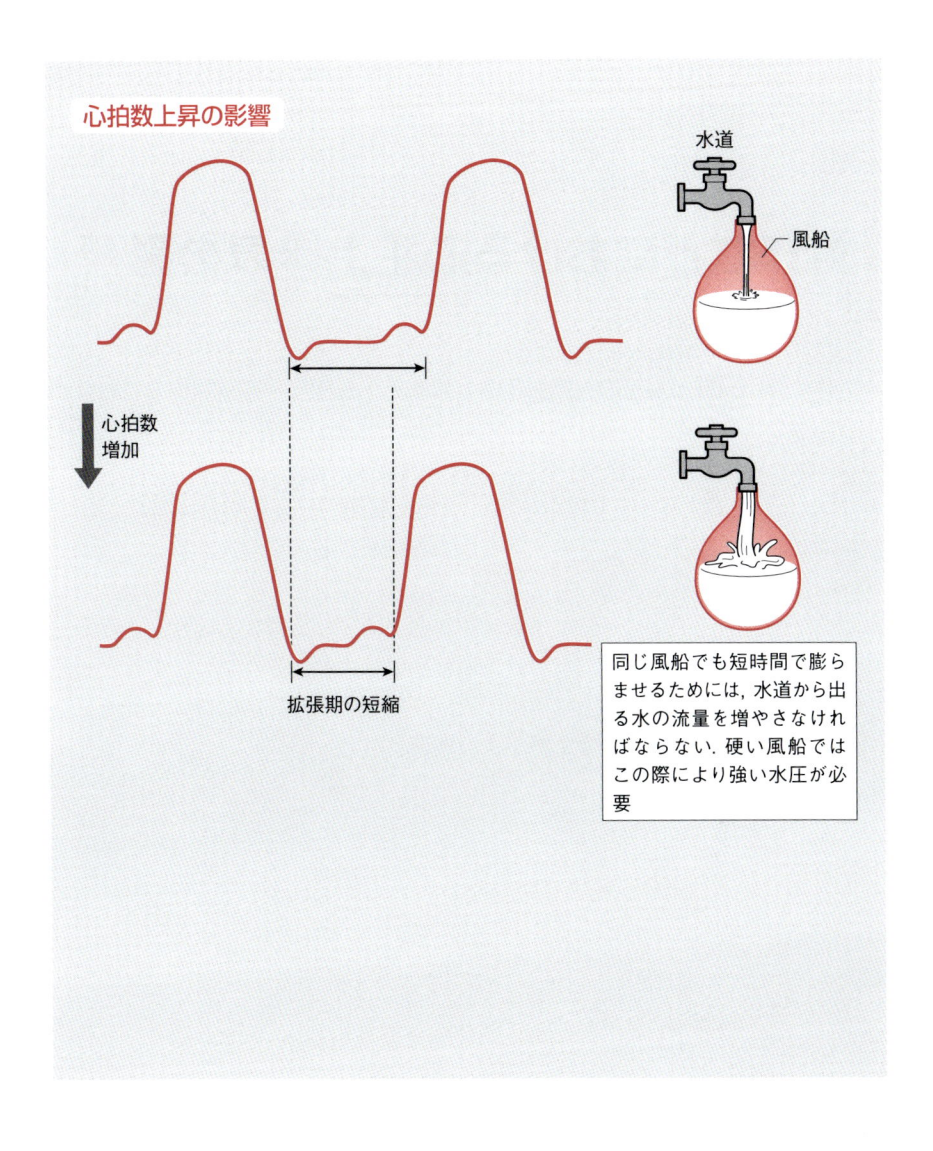

心拍数増加

拡張期の短縮

水道
風船

同じ風船でも短時間で膨らませるためには，水道から出る水の流量を増やさなければならない．硬い風船ではこの際により強い水圧が必要

IV 03 労作などにおける血圧上昇の影響

➡ 労作に伴い，ほとんどの人で血圧は上昇する．左室圧－容積関係でこれに伴う左室の挙動を考える

- 左室収縮性の増大を伴う場合はEesが大となるので，これが十分に増加すれば，収縮期圧が上昇しても左室拡張末期容積があまり増大することなく，一回拍出量を維持できる
- 収縮予備能が低いため，Eesが変化せず血圧のみが上昇する場合，一回拍出量を維持するためには，左室拡張末期容積の拡大が必要となる．すると，これに伴って拡張末期圧も上昇するので，左房圧の上昇に結びつく．前負荷予備能の低い左室では，この上昇がより顕著となる

Ⅳ 心機能障害と心不全

血圧上昇の影響

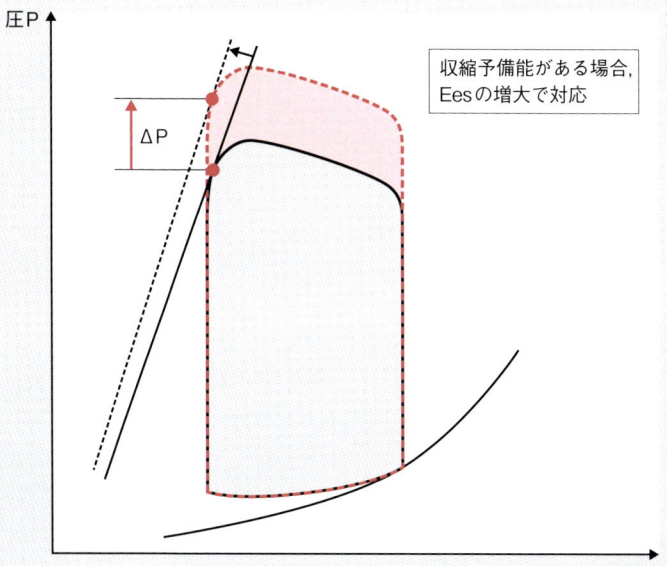

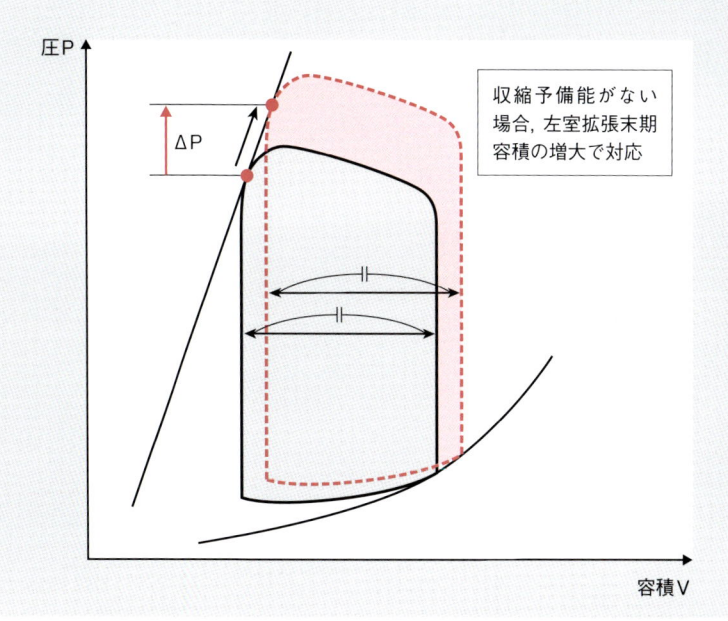

収縮予備能がある場合, Eesの増大で対応

ΔP

収縮予備能がない場合, 左室拡張末期容積の増大で対応

ΔP

労作時の心拍出量増加における予備能の役割

- 心拍出量を増加させるためには，心拍数の増加と一回拍出量の増加を図る必要がある
- 心拍数増加の影響は前項(Ⅳ-03)を参照のこと
- 一回拍出量を増加させるには，収縮予備能を用いるか，あるいは前負荷予備能を用いるという2つの対処法がある
- 収縮予備能が十分にあれば，拡張末期容積をそれほど増大させなくても(前負荷予備能にそれほど頼らなくとも)必要とされる一回拍出量の増加を得られる(Ⅲ-01参照)
- 収縮予備能が低い場合は前負荷予備能に頼る比率が大となる．前負荷予備能が低下している左室では，拡張末期容積の増大に伴う拡張期圧の上昇が大となり，左房圧および肺静脈圧上昇と結びついて，息切れをきたすことになる

Ⅳ 心機能障害と心不全

心拍出量増加における予備能の役割

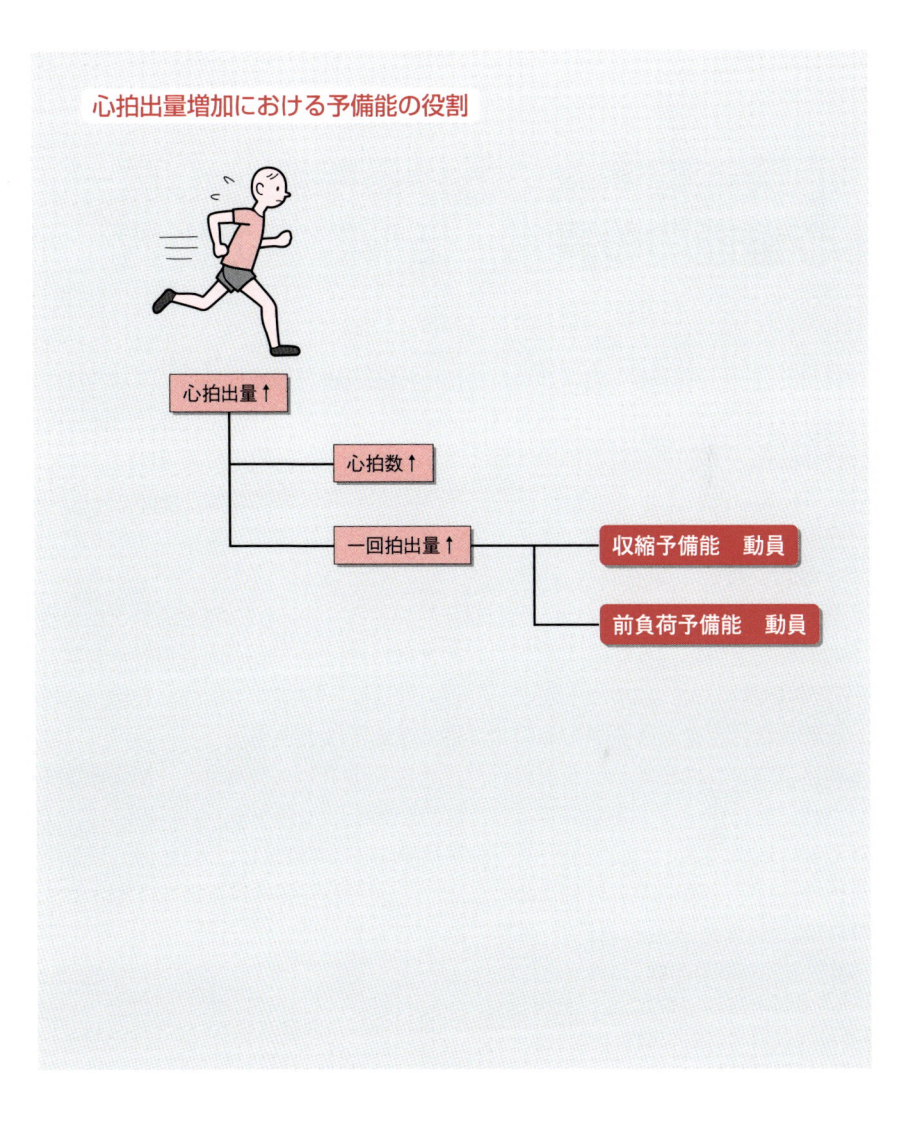

心拍出量↑
├ 心拍数↑
└ 一回拍出量↑
　├ 収縮予備能　動員
　└ 前負荷予備能　動員

IV 05 心機能障害例における徐脈・心房－心室連関の異常・伝導障害の影響

- 徐脈では，心拍出量を維持するために一回拍出量を増加させなくてはならない．収縮機能障害が高度であれば，求められるだけの一回拍出量増加をもたらすことができず，低心拍出状態となってしまう．一回拍出量を増加させるには，1心周期における拡張期の左室への血液流入量を増加させなければならないが，拡張機能障害があると，これに伴って左房圧が高度に上昇せざるを得なくなる
- 洞調律から心房細動となり心房収縮が消失する，あるいは完全房室ブロックにより左室の拡張と心房収縮が非同期となり左室流入に心房収縮が十分寄与できなくなると，左房から左室への流入血液量を維持するために左房－左室圧較差を大とする必要があるので，平均左房圧は上昇する
- 房室ブロックは平均心房圧上昇の原因となるので（I-06参照），拡張機能障害例に房室ブロックを合併すると，より左房圧は上昇する
- 左室内伝導障害（I-07参照）は，心室を構成する心筋細胞の活動の協調性を喪失させる．機能障害を有する心筋細胞では，心室全体が協調して働かなくなると，求められる外的仕事をこなすことができなくなり，心不全の発症/増悪の原因となる

One Point Comment

- 1人では動かすことができない巨大な岩を多くの人数で動かそうとする場合を考えてほしい．例えば10人が力を合わせれば動かすことができる場合であっても，最初に5人で岩を押し，その5人が力を抜いた後で残る5人が岩を押したとしても岩は動かない
- つまり，心室機能障害と心電図QRS幅延長を認める場合には，伝導障害が機能障害を助長している可能性がある．これを是正するための治療法が心臓再同期療法cardiac resynchronization therapy（CRT）である

Ⅳ 心機能障害と心不全

障害心筋における協調性の重要さ

左室内伝導正常：10人で一斉に岩を押す

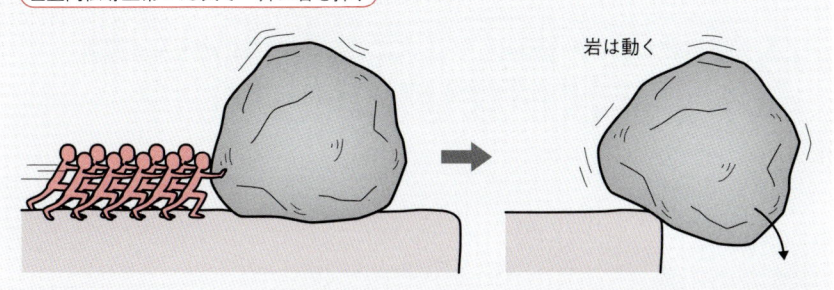

岩は動く

左室内伝導障害（QRS幅延長）：10人で一斉に岩を押すことができない

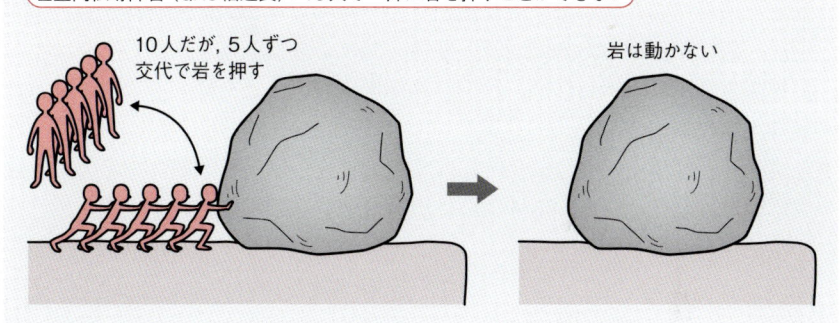

10人だが，5人ずつ交代で岩を押す

岩は動かない

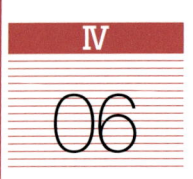

IV-06 慢性的に左室拡大，左室駆出率低下をきたしていても心不全症状がなぜ出現しない？

- 心不全の症状は，心拍出量の不足，肺静脈圧ないし大静脈圧の上昇により引き起こされる
- 左室収縮機能が低下すると左室駆出率低下と左室拡大が生じる．慢性的経過をたどる場合は，一回拍出量を維持するための左室拡大に伴い，左室拡張末期圧－容積関係が右方向にシフトする，つまり左室容積が増大してもほとんど拡張末期圧が上昇しない，という適応現象が起きるため，うっ血による症状も出現しない
- 急性心筋梗塞などのように急性に左室収縮機能が低下する場合，このような適応現象は起こりにくいため，心拍出量低下や左室拡張末期圧上昇が起こりやすくなる

Ⅳ 心機能障害と心不全

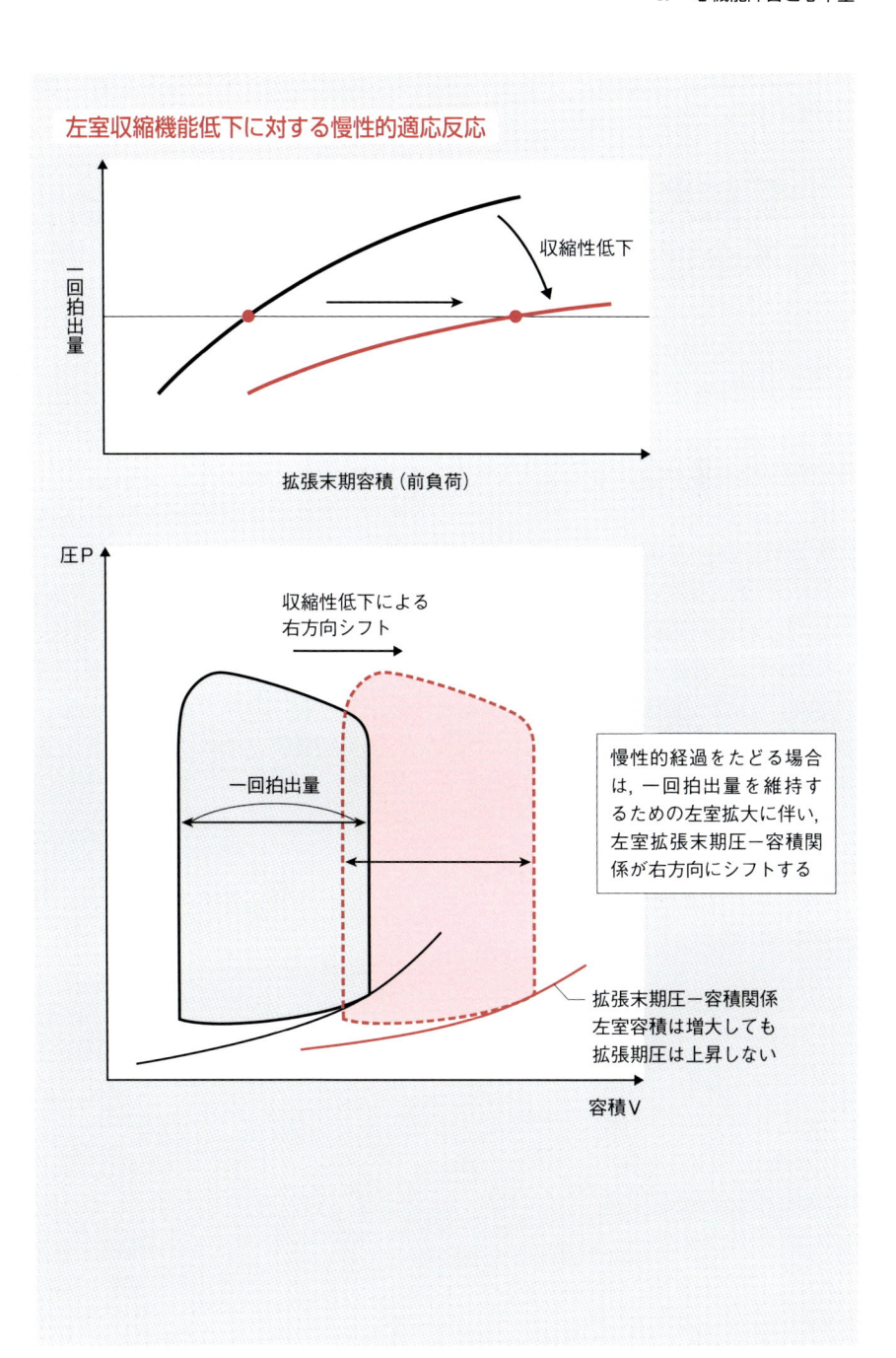

左室収縮機能低下に対する慢性的適応反応

一回拍出量 / 拡張末期容積(前負荷)

収縮性低下

圧P

収縮性低下による右方向シフト

一回拍出量

慢性的経過をたどる場合は，一回拍出量を維持するための左室拡大に伴い，左室拡張末期圧－容積関係が右方向にシフトする

拡張末期圧－容積関係
左室容積は増大しても拡張期圧は上昇しない

容積V

IV
07 左室拡大がなく駆出率が正常であっても，心不全症状が出現するのはなぜか？

- この病態は拡張不全 heart failure with preserved ejection fraction と呼ばれている．心不全症状をきたす機序としていくつか提唱されている
- このような患者では拡張機能障害があり，左室スティフネスが亢進している．したがって前負荷予備能が低下しており，労作により血圧の上昇などがみられると，容易に左室拡張期圧・左房圧が上昇し，息切れを自覚する
- Eaの亢進が認められている．一回拍出量を増加させるために収縮性が亢進して収縮末期容積が低下する際に，Ea増高のために血圧が上昇しやすい．したがって収縮末期容積低下により一回拍出量を増加させることは容易ではなく，心拍出量増加において前負荷予備能に負うところが大となっている
- この他，乳頭筋付着部の心筋梗塞既往に基づく運動誘発性機能性僧帽弁逆流が原因である患者もいる

IV 心機能障害と心不全

拡張不全における一回拍出量増加の限界

圧P

Eaが大であるために，収縮末期容積をさらに低下させて一回拍出量を増やそうとしても，すぐに限界がくる

左室スティフネス亢進

拡張末期容積の増大による拡張末期圧の上昇が顕著

Ees　Ea

容積V

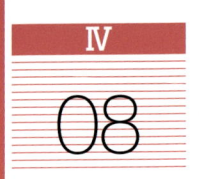

08 拡張不全におけるEesは？

- この病態ではEesが健常者より大である
- 単純に考えると収縮機能が亢進しているともとらえられるが，本来は収縮末期の左室がより硬くなっていることを示す
- 収縮末期の左室がさらに硬くなる余地が健常例より低下しているとも解釈でき，収縮予備能は低下している可能性がある
- このような考えに立脚すると，Eesが高値であるから収縮機能良好という短絡的判断はできない

Ⅳ 心機能障害と心不全

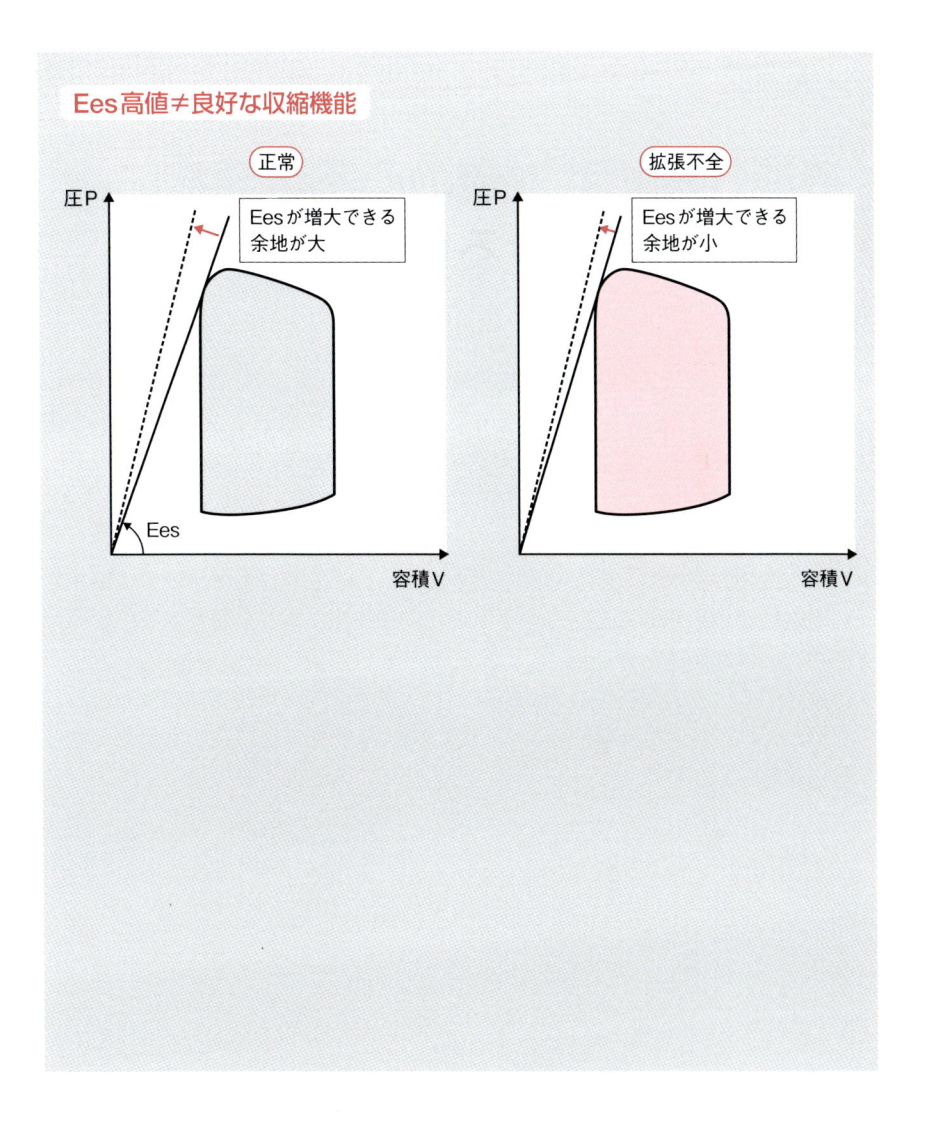

Ees高値 ≠ 良好な収縮機能

正常 — Eesが増大できる余地が大

拡張不全 — Eesが増大できる余地が小

圧P / 容積V / Ees

IV 09

機能性僧帽弁逆流の心不全発症における役割

➡ 機能性僧帽弁逆流は僧帽弁の器質的異常を伴わない．多くは左室拡大に伴い乳頭筋と僧帽弁輪部の距離が延長するため，収縮末期になっても僧帽弁が腱索で引っ張られて，僧帽弁輪部まで戻ることができず(この現象をtetheringと呼ぶ)，弁が完全に閉じないために生じる

- 機能性僧帽弁逆流は，心不全発症過程にみられる左室リモデリングの結果として生じる現象ではあるが，心不全症状の重症化に大きく寄与する
- 直接的には左房圧上昇を招く
- 大動脈に向けての順行性血流のみならず，左房に向かう逆流性血流も合わせて駆出しなければならないという"無駄な心拍出"を左室に強いるため，さらなる左室拡大が起こる

Ⅳ 心機能障害と心不全

機能性僧帽弁逆流の機序

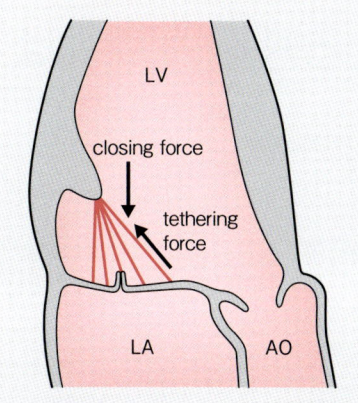

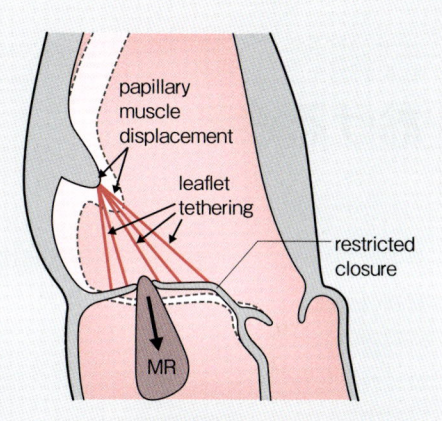

IV
10 収縮性心膜炎における呼吸性変動はなぜ起こる？

➡収縮性心膜炎では，胸腔内圧の呼吸性の変化が心膜内にある心腔（心房や心室）に伝わらないため，心臓内の血流パターンに呼吸性変動が生まれる

- 吸気時に胸腔内圧の低下，肺血管床の拡大とともに肺静脈圧が低下する
- 心腔の圧は外圧とtransmural pressureで決まるが，この外圧に該当する胸腔内圧低下が心房，心室には反映されない．そのために吸気に伴い左房圧よりも肺静脈圧の低下が大となり，肺静脈から左房への血液流入のdriving pressureが低下し，これを受けて左房から左室への流入血流量は吸気時に低下する
- 逆に呼気時の胸腔内圧上昇も心腔には伝わらないので，胸腔内圧上昇に伴う肺静脈圧上昇により左室流入血流量は増加する
- 収縮性心膜炎のために心膜の弾性がなくなり心膜内の容積は固定化しているので，吸気により左室流入が減少すると左室容積が減少し，右室容積が鏡面像のように増大し，右室流入血流が増大する．呼気時はその逆が起こる
- このように心室への流入に対する呼吸の影響は，右室と左室で逆になる

収縮性心膜炎の呼吸性変動

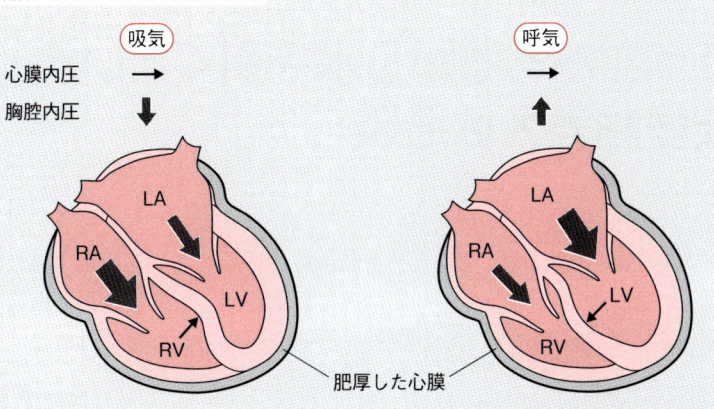

吸気
心膜内圧 →
胸腔内圧 ↓

呼気
→
↑

LA
RA
LV
RV

肥厚した心膜

(Oh, JK et al：J Am Coll Cardiol 23：154-162, 1994より引用改変)

うっ血があるから水を引くという安直な考えは危険

➡ うっ血，つまり静脈圧上昇は心不全によく認められる異常現象であり，これを解除するための治療が一般的には行われるが，うっ血を認める患者すべてにおいてこれを解除することが病態の改善をもたらすわけではない

- うっ血が認められるということは，それだけ心室の前負荷が亢進していることになる
- 前負荷の亢進は，一回拍出量の増加に結びついている
- 心室の収縮性が高度に低下している症例，あるいは収縮性心膜炎や拘束型心筋症の一部の患者にみられるように，左室のdistensibilityが高度に低下している症例では，胸水が貯留するくらいの前負荷増高によって，やっと最低限の心拍出量を維持することができている場合がある．そのような症例において，必要以上に前負荷の軽減を図ると極度の低心拍出状態となり，症状の増悪をきたすことがある

Ⅳ 心機能障害と心不全

病的心臓は時として胸水貯留を招くくらいの前負荷を要する

正常の左室　　病気の左室

利尿薬による治療 →

胸水貯留　　胸水消失

前負荷の低下によって低心拍出状態になる

拡大した左室に十分血液が充満している → 心拍出量は維持

左室に血液が不足している → 低心拍出量状態

129

IV-12 左室駆出率低下症例だから強心薬が必要というわけではない

- 左室駆出率が低下していても，心拍出量は保持され，うっ血が主体となる臨床像を呈している患者が少なくない
- 「心拍出量の保持」とは「各臓器が必要とする拍出量（臓器灌流血液量）が保持されている」ことを指す
- Forrester分類で心係数が十分であるか否かを判断する基準である2.2L/min/m^{2}以下であっても，尿量が十分に確保されているなど臓器の低灌流所見を認めなければ「心拍出量は保持されている」と判断でき，強心薬は必須ではない
- 逆に2.2L/min/m^{2}以上であっても，臓器灌流不全を呈していれば強心薬が必要となる
- 強心薬は致死的不整脈を誘発するなど心不全治療において好ましくない効果をもたらしうることを念頭に置き，必要な患者のみに使用するように心がけなければならない．左室駆出率が低下した心不全患者の治療＝強心薬投与，という短絡的発想は誤った考え方である

Ⅳ 心機能障害と心不全

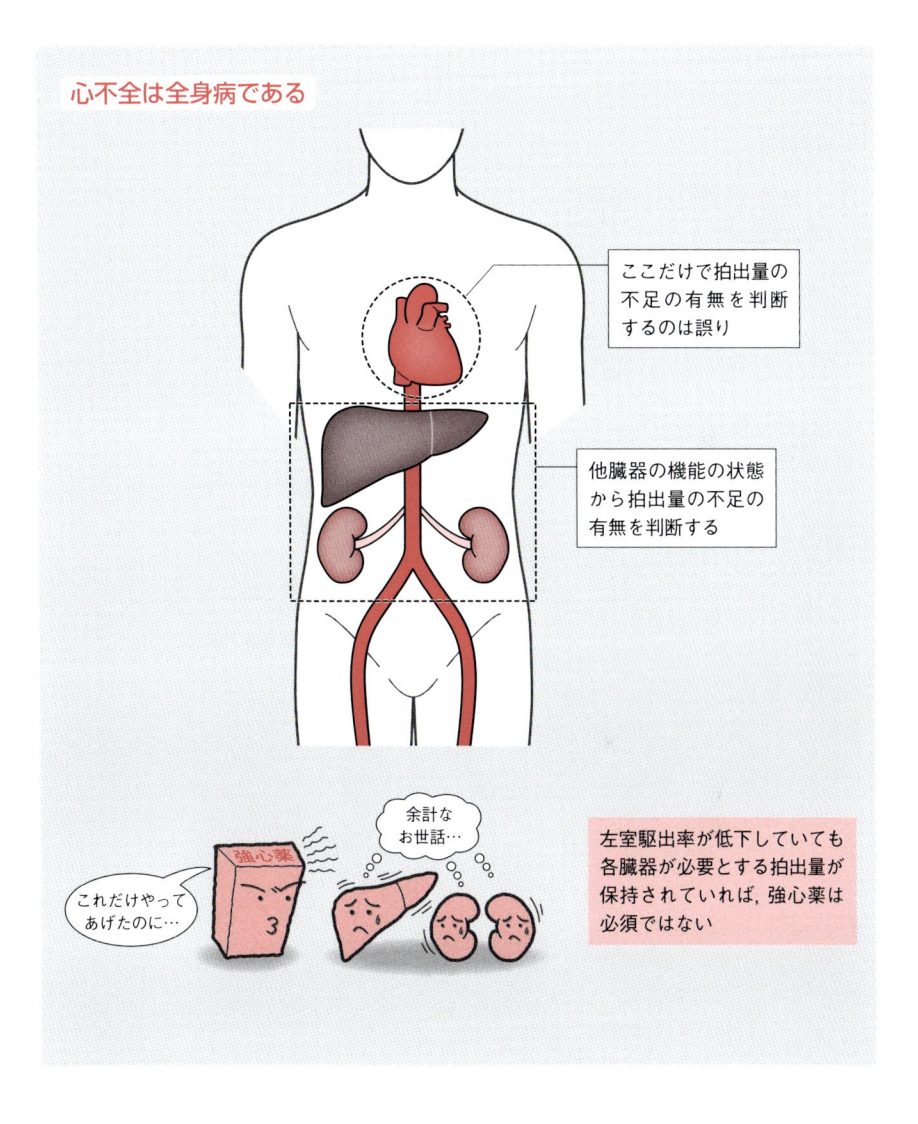

心不全は全身病である

ここだけで拍出量の不足の有無を判断するのは誤り

他臓器の機能の状態から拍出量の不足の有無を判断する

これだけやってあげたのに…

余計なお世話…

左室駆出率が低下していても各臓器が必要とする拍出量が保持されていれば、強心薬は必須ではない

付録

圧，左室形態の計測値の正常範囲

圧

平均右房圧（mmHg）	1〜5 （a波，v波は7mmHg程度まで）
右室圧（mmHg）	
収縮期圧	15〜30
拡張末期圧	1〜7
肺動脈圧（mmHg）	
収縮期圧	15〜30
拡張末期圧	4〜12
平均圧	9〜19
平均肺動脈楔入圧（mmHg）	4〜12 （a波，v波は15mmHg程度まで）
左室拡張末期圧（mmHg）	5〜12

左室 peak+dP/dt（mmHg/s）	1,250〜2,100
左室 peak−dP/dt（mmHg/s）	1,500〜2,250
左室弛緩時定数（tau, msec）	25〜42

※ tip-manometer で記録した圧波形を用いなければ dP/dt，時定数の評価をしてはいけない．

左室形態（心エコーでの計測）

心室中隔厚（mm）	7〜10
左室後壁厚（mm）	7〜10
左室拡張末期径（mm）	41〜52
左室収縮末期径（mm）	25〜34
左室拡張末期容積係数（mL/m^2）	38〜64
左室収縮末期容積係数（mL/m^2）	12〜24
左室駆出率（％）	59〜71
左室重量係数（g/m^2）	56〜92
左房径（mm）	28〜36
左房容積係数（mL/m^2）	17〜33

※女性のほうが径，容積，壁厚，重量において男性よりやや低値をとること，体表面積で補正されていないものは体格の影響を受けること，に留意して評価する．

典型的圧波形

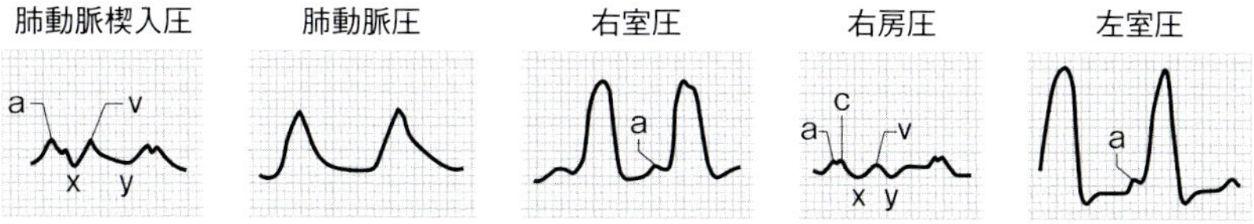

肺動脈楔入圧　肺動脈圧　右室圧　右房圧　左室圧

- a波：心房収縮に基づく
- c波：房室弁閉鎖に基づく（肺動脈楔入圧波形でも認められるべきであるが，実際には観察されにくい）
- x谷：心房の弛緩に基づく圧の低下
- y谷：房室弁開放による圧の低下
- v波：心室収縮期の間に心房に血液が流入することによる心房圧の上昇

よくある不適切記録

心室圧

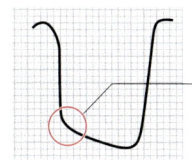

拡張期最小圧の時相なのに拡張末期圧より高くなっている

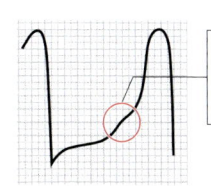

拡張後期にa波が不明確．このような波形では拡張末期圧が異常高値となってしまう

このような場合はカテーテルの先端が心室流出路近くにあるなど不適切はポジショニングが原因なので，カテーテル先端をしっかり心室心尖部方向に向かわせるなど，カテーテルの位置を変えること

肺動脈楔入圧

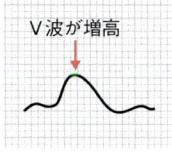

V波が増高

肺動脈収縮期の圧が極端に高くなっている場合，不十分なwedgeのため，肺動脈圧の波形が混在してV波が増高している可能性がある．カテーテル前の心エコーで，v波が極度に増高するような僧帽弁逆流を認めていないなら，カテーテルがちゃんとwedgeしているか再確認すること

索引

［太字は主要ページです］

あ

アクチン	8
圧－容積関係	50, 60
一回拍出量	10, 12, 49, 116, 128
右室拡大	28
右室拡張期圧	28
うっ血	128
右房圧	56

か

外圧	**28**, 56
拡張期圧－容積関係	64
拡張機能	30
拡張機能障害	109, 116
拡張不全	109, 120, 122
拡張末期圧－容積関係	54, 62, **64**, 119
緩徐流入期	39, 43
完全房室ブロック	14, 116
機能性僧帽弁逆流	124
求心性肥大	94
急速流入期	39, 43
駆出期	4, 39, 43, 51
血圧	12, 66, 68, 112
後負荷	**12**, 48, 49, 54, 86
コンプライアンス→スティフネス参照	26, 62, 70

さ

左室	42
左室－動脈連関	98
左室圧	6, 38
左室拡大	118
左室拡張機能	18, 76
左室拡張末期圧	40
左室駆出率	82, 86, 88, 90, 92, 94
左室最小圧値	76, 78
左室弛緩時定数	22
左室収縮機能	18, 48, 58, 78, 82
左室収縮末期圧	40
左室内伝導障害	16, 116
左室肥大	92
左房	42
左房圧	6, 38, 39
弛緩	**22**, 27, 76
弛緩能	18
収縮期左室壁厚変化率	96
収縮機能	86, 97, 104
収縮機能障害	109, 116
収縮性心膜炎	28, 80, 126
収縮不全	109
収縮末期圧－容積関係	54, 58
収縮予備能	104, 114, 122
静脈血 O_2 含量	47
心室コンプライアンス	27
心嚢液貯留	28, 80
心拍出量	44, 130
心拍数	86, 110
心房細動	14, 116
心房収縮	14
心房収縮期	39, 43
スティフネス	18, **26**, 62, 64, 70, 72, 74, 76, 80
前負荷	**10**, 48, 49, 54, 86, 128

前負荷予備能	106, 114
臓器灌流	130
増大圧係数	102
僧帽弁閉鎖不全	88

た

大動脈圧	6, 38
大動脈弁狭窄	94
大動脈弁閉鎖不全	90
導管機能	4, 32
動脈血 O_2 含量	47
動脈コンプライアンス	34
等容性弛緩期	4, 39, 43, 51
等容性収縮期	4, 39, 43, 51
特性インピーダンス	34
トロポニン C	8

な

熱希釈法	44

は

ブースター機能	4, 32
壁応力	12, 92
ホスホランバン	8

ま

末梢血管抵抗	34
ミオシン	8
脈圧	34
脈波伝播速度	100
無症候性心機能障害	108

ら

リアノジン受容体	8
リザーバー機能	4, 32
流入期	4, 39, 51

A

AI	102
augmentation index	102

D・E・F

dip and plateau	80
dP/dt	22
effective arterial elastance (Ea)	98
elastic recoil	18, **20**, 27, 38, 76, 78
end-systolic elastance (Ees)	58, **60**, 66, 68, 122
extent of relaxation	24, 27
Fick 法	44
Frank-Starling の法則	**10**, 49, 104, 106

M・O・P

midwall fractional shortening	92
operative compliance	62
pericardial pressure	56
pre-A wave pressure	39

S・V・W

SERCA IIa	8
strain	97
ventricular suction → elastic recoil 参照	20
wall motion score index	84
wave reflection	36, 102
windkessel model	12, 34

検印省略

心臓の機能と力学

定価（本体 3,500円 + 税）

2014年 6月10日　第1版　第1刷発行
2019年 8月29日　　同　　第5刷発行

著　者　山本　一博（やまもと　かずひろ）
発行者　浅井　麻紀
発行所　株式会社 文光堂
　　　　〒113-0033　東京都文京区本郷7-2-7
　　　　TEL（03）3813-5478（営業）
　　　　　（03）3813-5411（編集）

© 山本一博, 2014　　　　　　　印刷・製本：公和図書

ISBN978-4-8306-1923-6　　　　　　Printed in Japan

・本書の複製権，翻訳権・翻案権，上映権，譲渡権，公衆送信権（送信可能化権を含む），二次的著作物の利用に関する原著作者の権利は，株式会社文光堂が保有します．
・本書を無断で複製する行為（コピー，スキャン，デジタルデータ化など）は，私的使用のための複製など著作権法上の限られた例外を除き禁じられています．大学，病院，企業などにおいて，業務上使用する目的で上記の行為を行うことは，使用範囲が内部に限られるものであっても私的使用には該当せず，違法です．また私的使用に該当する場合であっても，代行業者等の第三者に依頼して上記の行為を行うことは違法となります．
・JCOPY〈出版者著作権管理機構 委託出版物〉
本書を複製される場合は，そのつど事前に出版者著作権管理機構（電話 03-5244-5088，FAX 03-5244-5089，e-mail：info@jcopy.or.jp）の許諾を得てください．